目は加齢とともに衰え、
目の病気にかかるリスクも
高くなります。
そのままにしていると、最悪の場合、
失明することも……。
さっそく、
今すぐどこでもできる
本書のチェックシートやセルフ診断で
自分の目の健康状態をチェックしましょう。

あなたの目に
こんな症状はありませんか？

1 視野が欠ける

緑《りょく》内《ない》障《しょう》

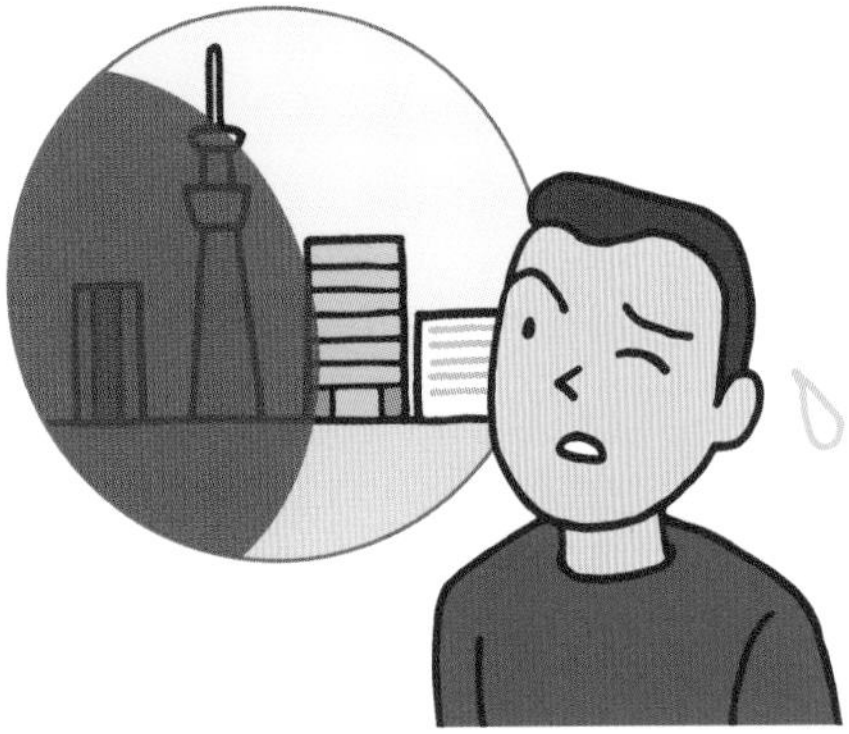

2 目がかすむ

白《はく》内《ない》障《しょう》

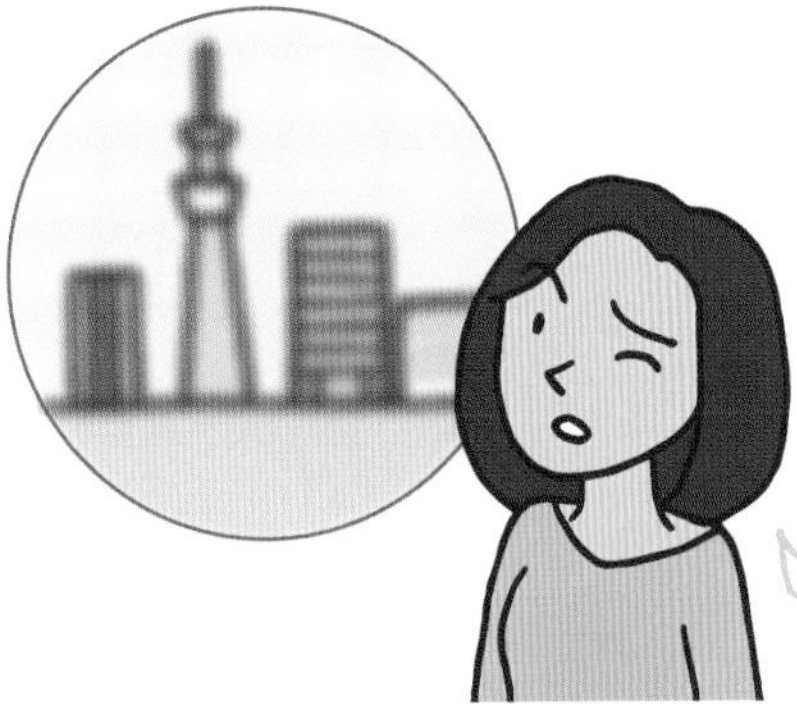

③ ゆがんで見える

! 加《か》齢《れい》黄《おう》斑《はん》変《へん》性《せい》

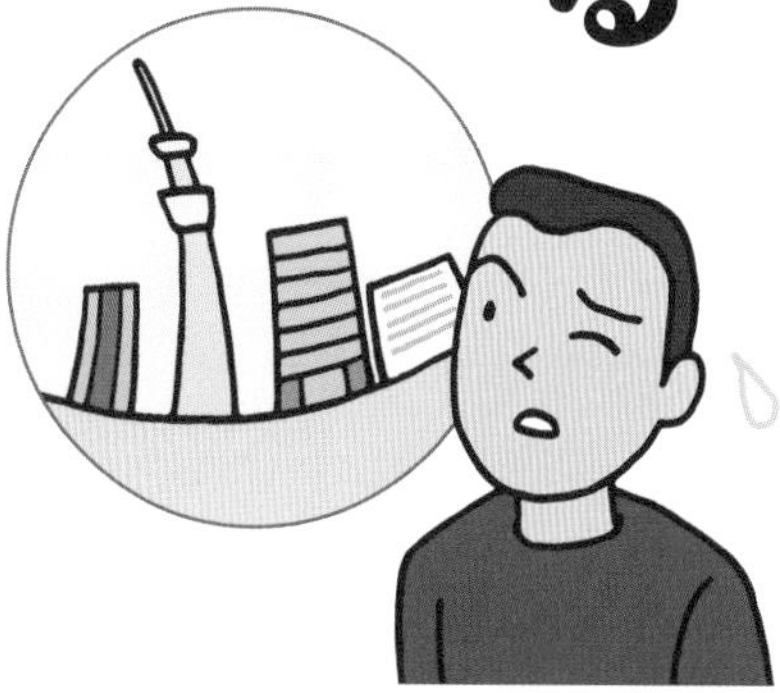

④ 黒いものが飛んで見える

! 網《もう》膜《まく》裂《れっ》孔《こう》・網《もう》膜《まく》剥《はく》離《り》

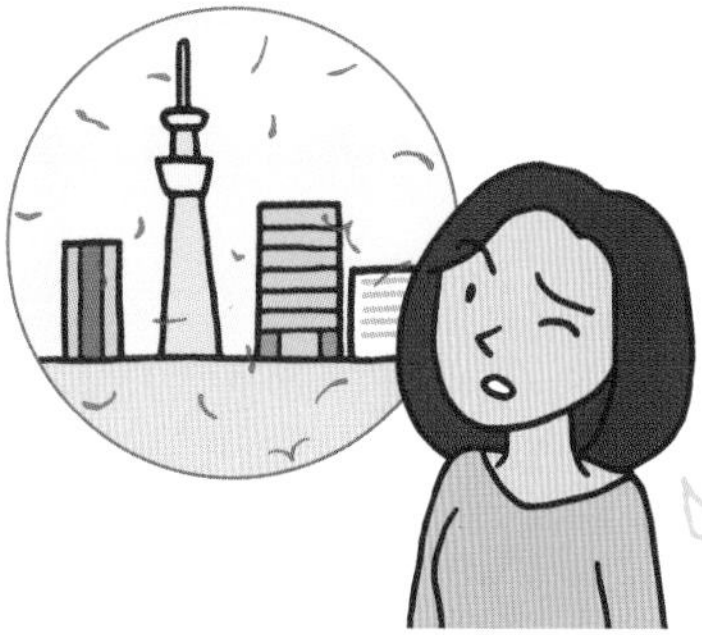

⑤ 目が乾く

! ドライアイ

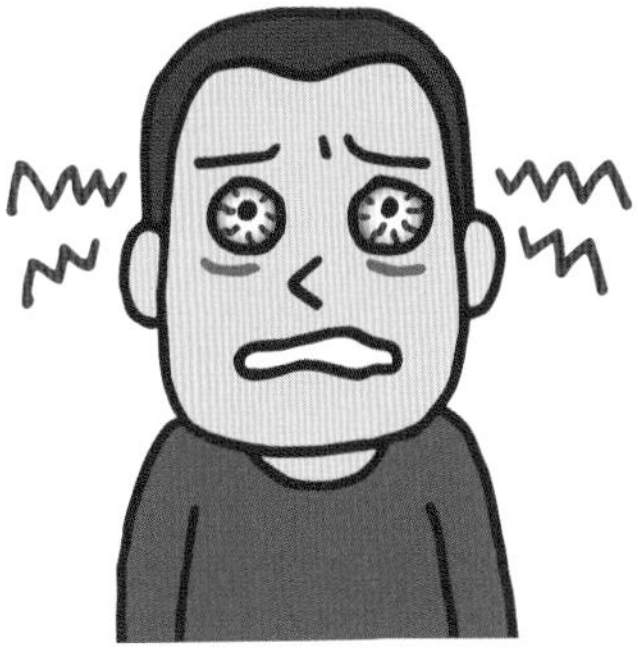

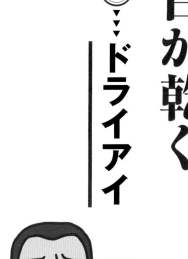

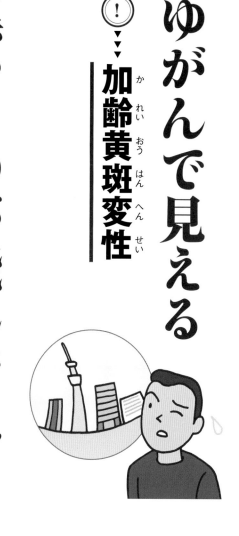

⑥ まぶたが落ちてきた

! ▶▶▶ 眼瞼下垂《がんけんかすい》

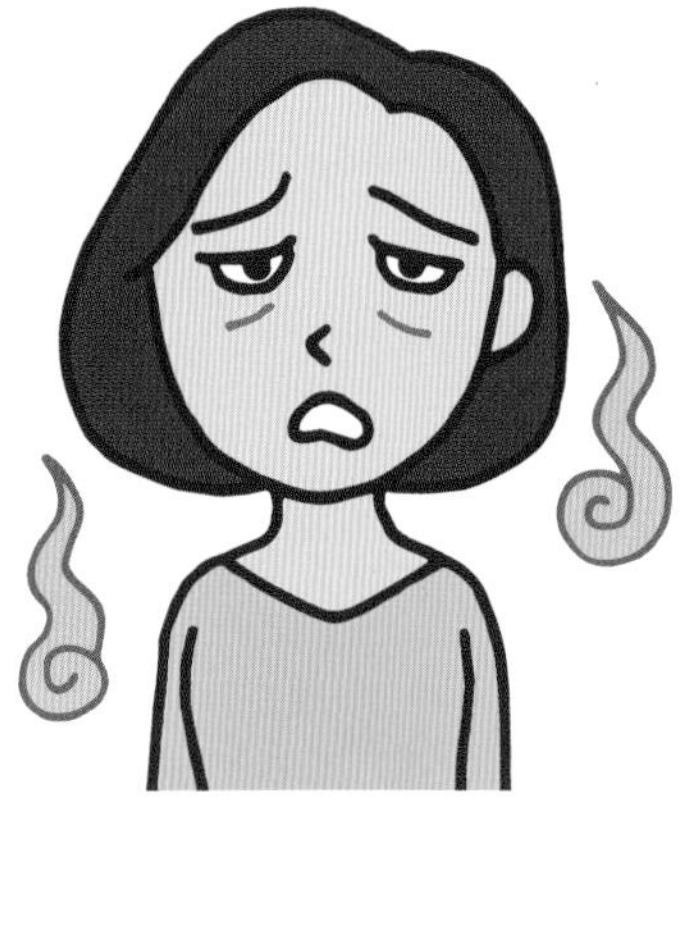

⑦ 近くが見づらい

! ▶▶▶ 老眼《ろうがん》

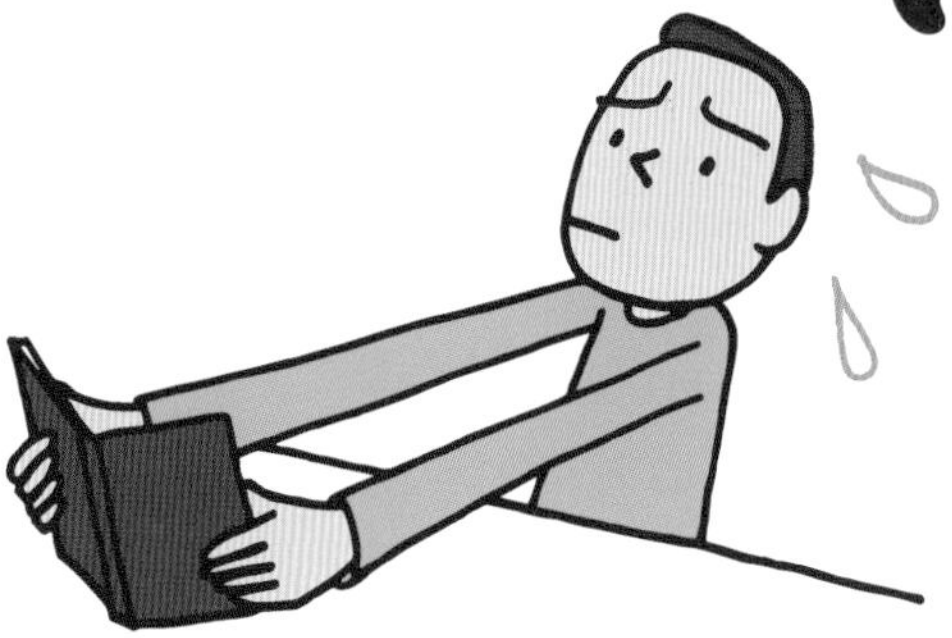

ひとつでも症状があった人は、
目の病気の可能性があります。

目の病気にかかる人は
年々増えてきています。
たとえば、緑内障の患者数は、
病院にかかっている人が
約100万人。
12年間で倍増しています。
未治療の患者を含めると、
推定約500万人と
いわれています。
加齢黄斑変性の患者数も、
9年間で倍増しています。
日本国内で約70万人、
全世界では、
約1億7000万人と
いわれています。

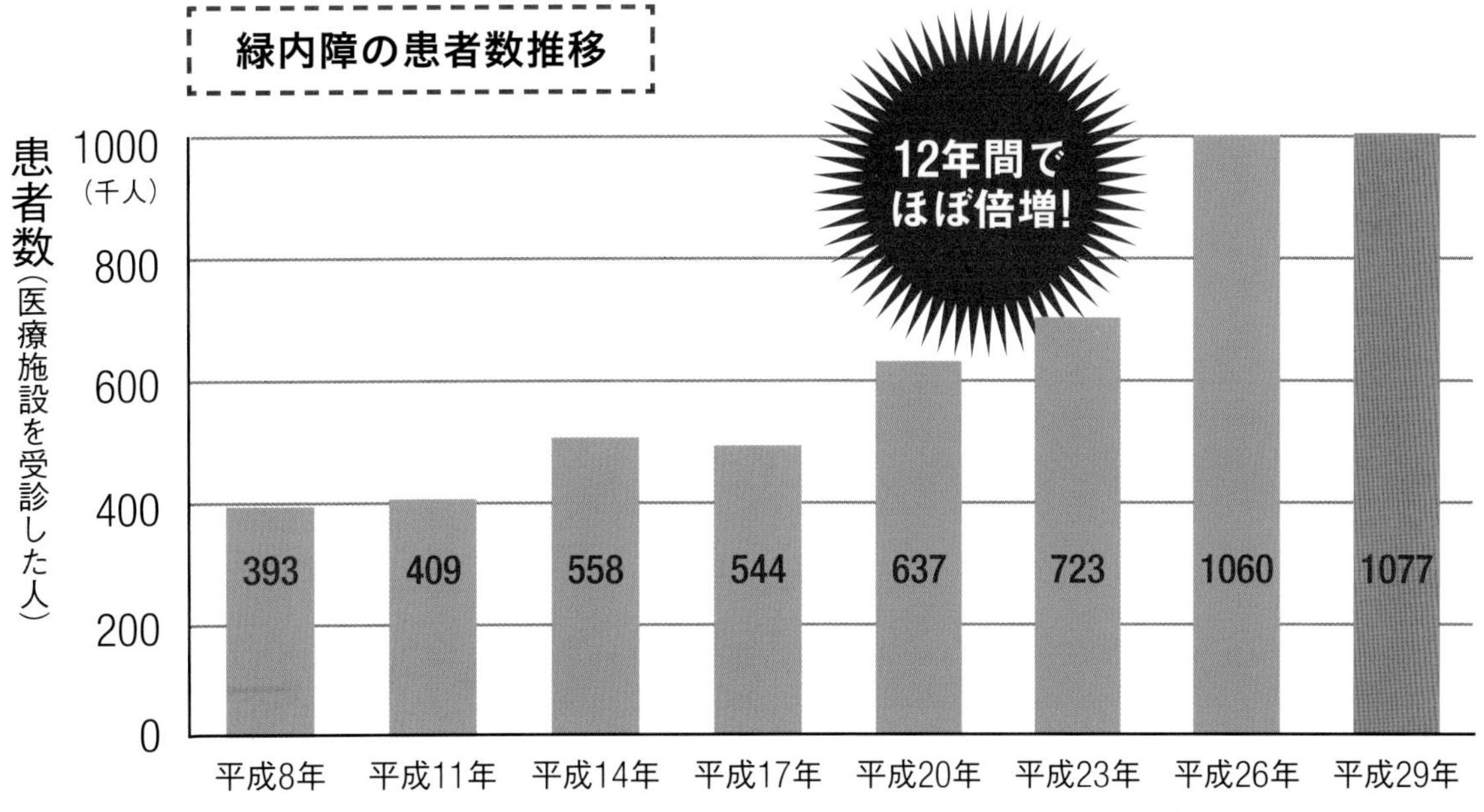

出典：厚生労働省平成29年「患者調査（傷病分類編）」より作成

白内障は、
40代から
発症するといわれ、
80歳以上になると、
発症率はほぼ100%。
また、老眼の症状は、
早い人は30代後半から
現れるといいます。

いつまでも
「見える」と思っていたら、
大間違い。

あなたの目の病気は
すでにはじまっているかもしれません。

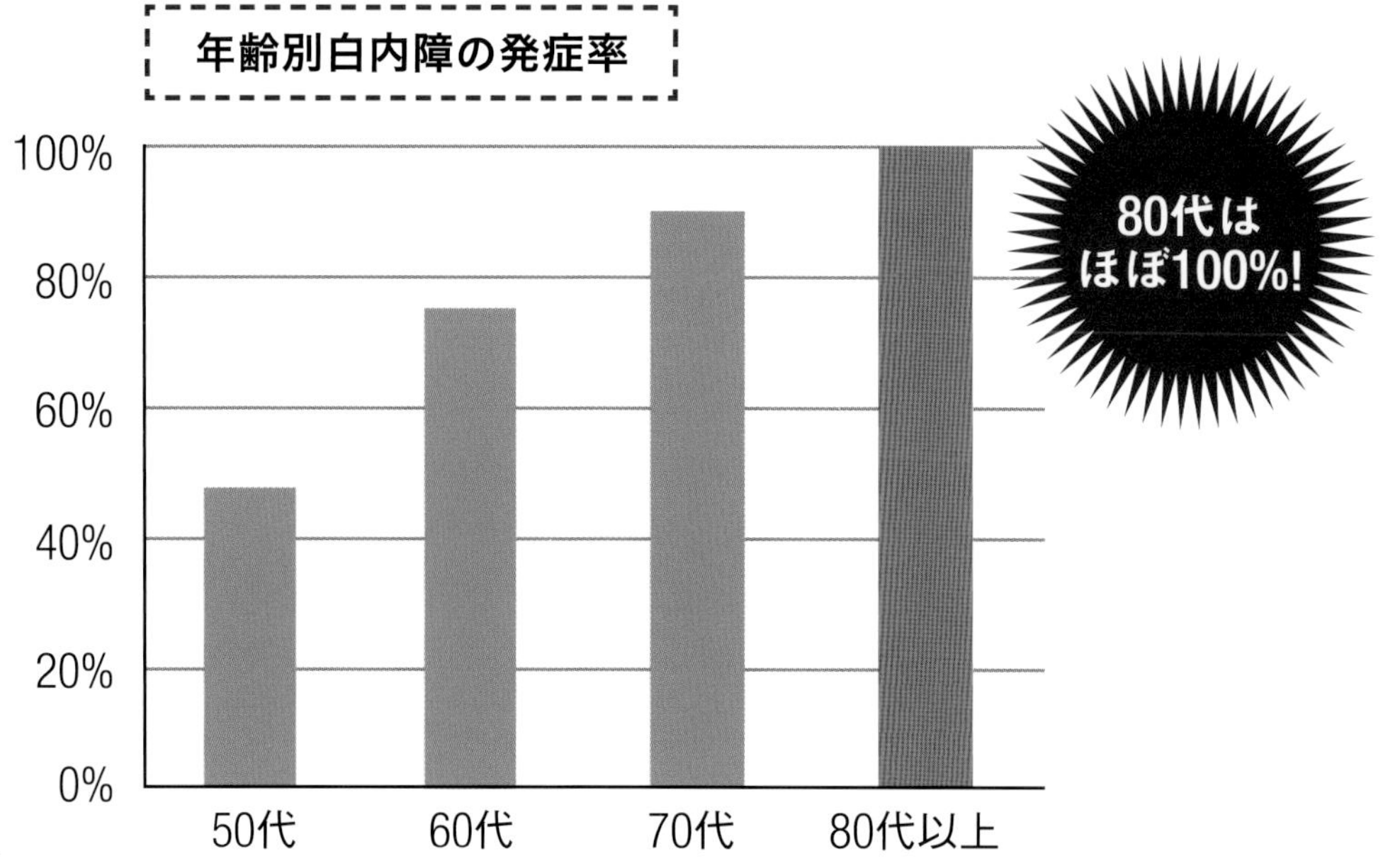

出典：Minds 白内障診療ガイドラインの策定に関する研究（H13-21EBM-012）

誰でも30代後半から目の衰えがはじまります。
少し見えづらいな、かすむな、ぼやけるな、
と思ったら、すでに危険信号。
なぜなら、右と左、2つある目は、
片方の目が衰えても、もう片方の目がカバーするからです。
つまり、両目の状態で異常があると、
目の病気が進行している可能性があるのです。

だから、

40歳過ぎたら、月に1度は自宅で検眼。

定期的な目のセルフチェックを習慣にしましょう。
それではさっそく、1回めのチェックをはじめましょう。

国際医療福祉大学臨床医学研究センター教授
山王病院アイセンター・センター長
清水 公也

目次

この本の使い方

STEP 1 目をセルフチェック

●見え方をチェックする

点検内容に従って、本を見ながらチェック。必ず**片方の目ずつ**でチェックしてください。

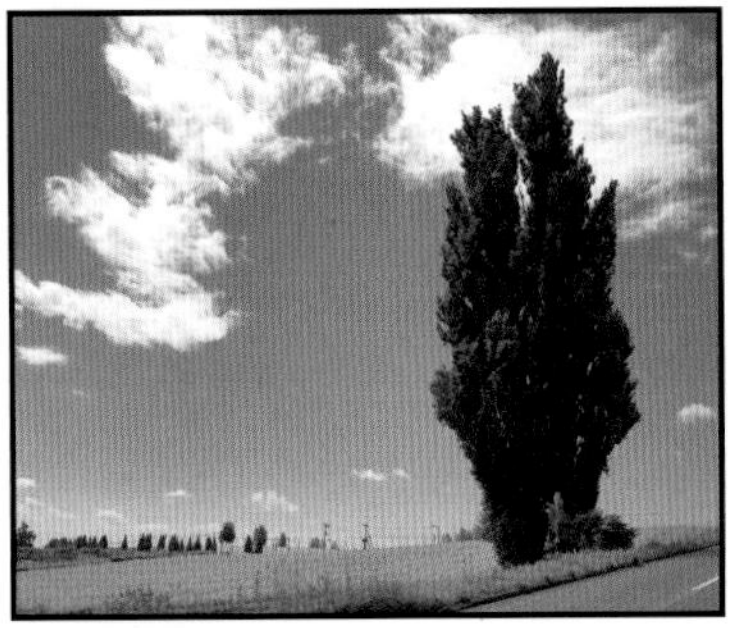

視野チェック
（緑内障）

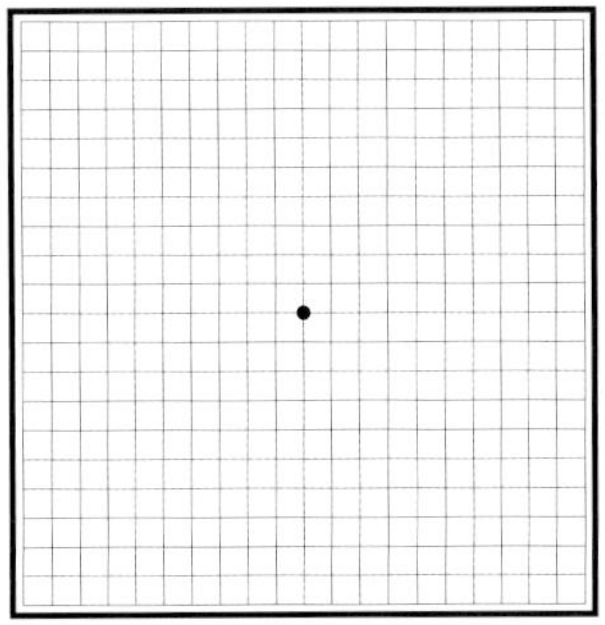

アムスラーチャート
（加齢黄斑変性）

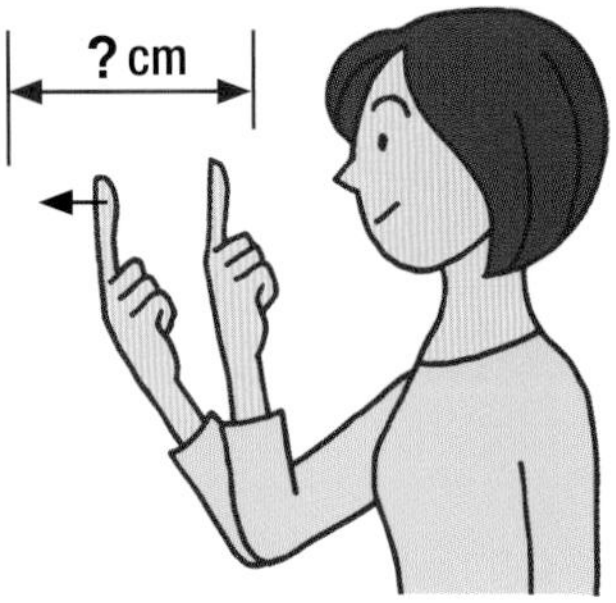

近点チェック
（老眼）

●症状やリスクをチェック

思い当たる症状やリスクを並べてあります。いくつ該当するかチェックしてください。

☑ 光のまわりに虹が見える

▼

病気の可能性があると判断されたときは、近くの眼科医にご相談ください。

※目の病気は静かに進行するので、定期的にチェックするようにしましょう。

STEP 2 目の病気を知る

●どんな病気？

どうして視野が欠ける、どうして目がかすむ、どうして見るものがゆがむ……。目の病気がどういうしくみで起こるのか解説しています。病気のことを知ったうえで眼科医の先生の話を聞くと、よく理解できます。

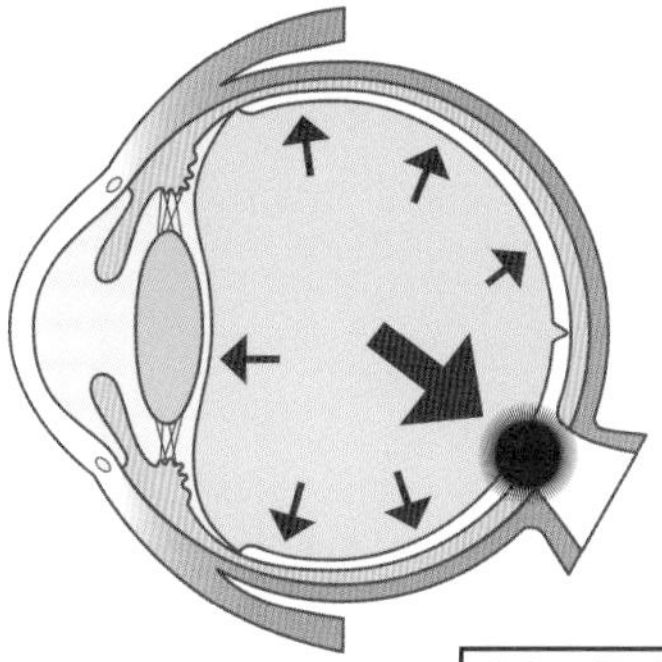

例：緑内障

●どんな治療法があるの？

病気の可能性があるときに気になるのが、その治療法でしょう。病気ごとに治療法をまとめてあります。事前の知識として、また、眼科医に相談へ行くときの参考にしましょう。

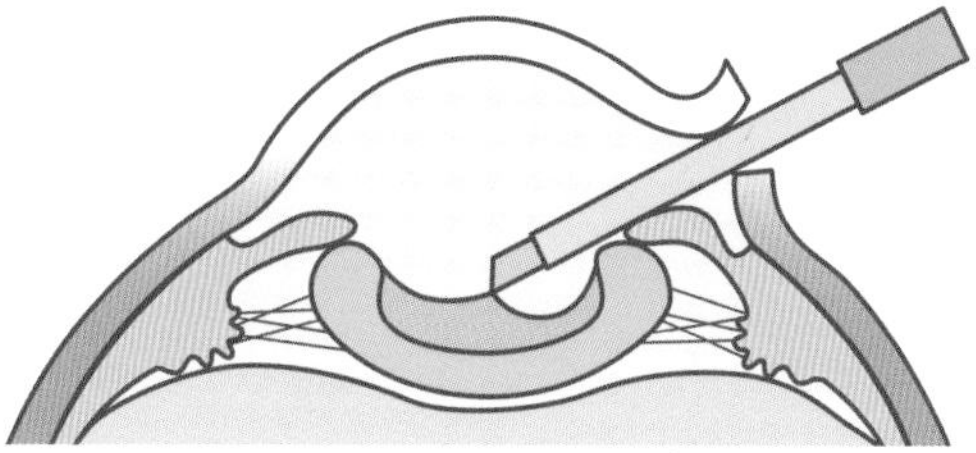

例：白内障

▼

症状がなくても目の病気が気になる人は、近くの眼科医にご相談ください。

※40歳を過ぎて目の検査をしたことがない人は、一度は眼科に行きましょう。

PART1

いますぐ「緑内障」チェック!

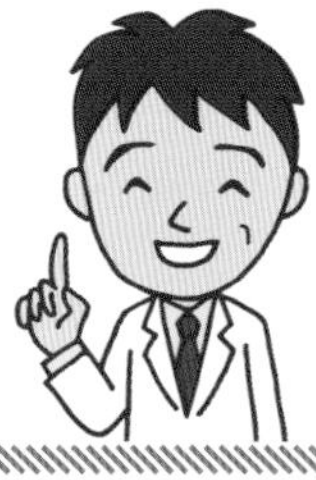

Check 1 症状セルフチェック

次のような症状はありませんか?

- ☑ 視野に欠けがある
- ☑ 光のまわりに虹が見える
- ☑ 目がかすむ
- ☑ 暗いと以前より、見にくく感じる
- ☑ 運転中に信号を見落とすことがある
- ☑ 目を休めても症状が変わらない

※上記にチェックがついた人は、緑内障の可能性があります。

Check 2 視野チェック1

下の写真を目から30㎝離し、片方の目をつむり、右目、左目だけで見てください。

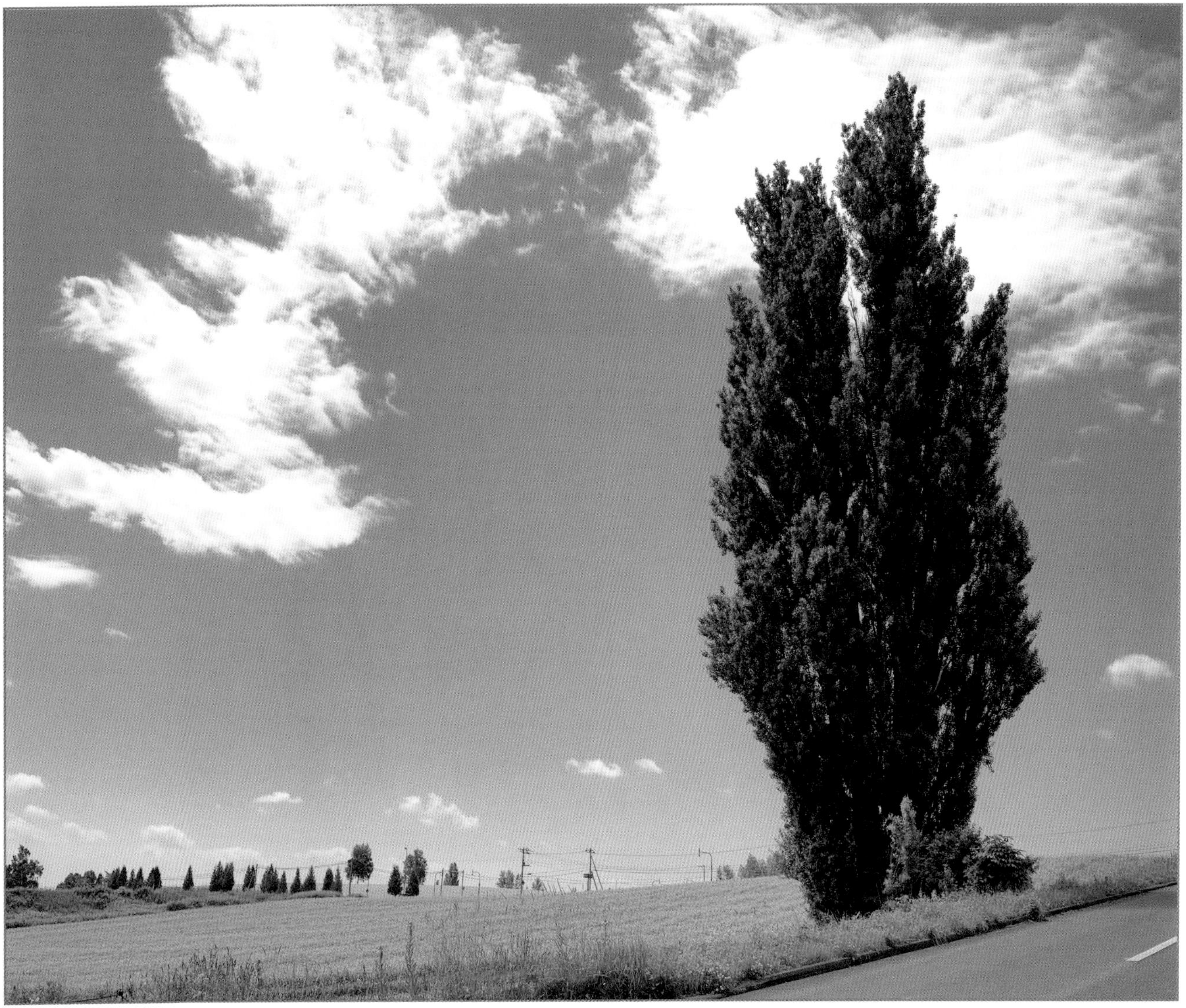

こんなふうに見えませんでしたか？

①視野の欠けがある

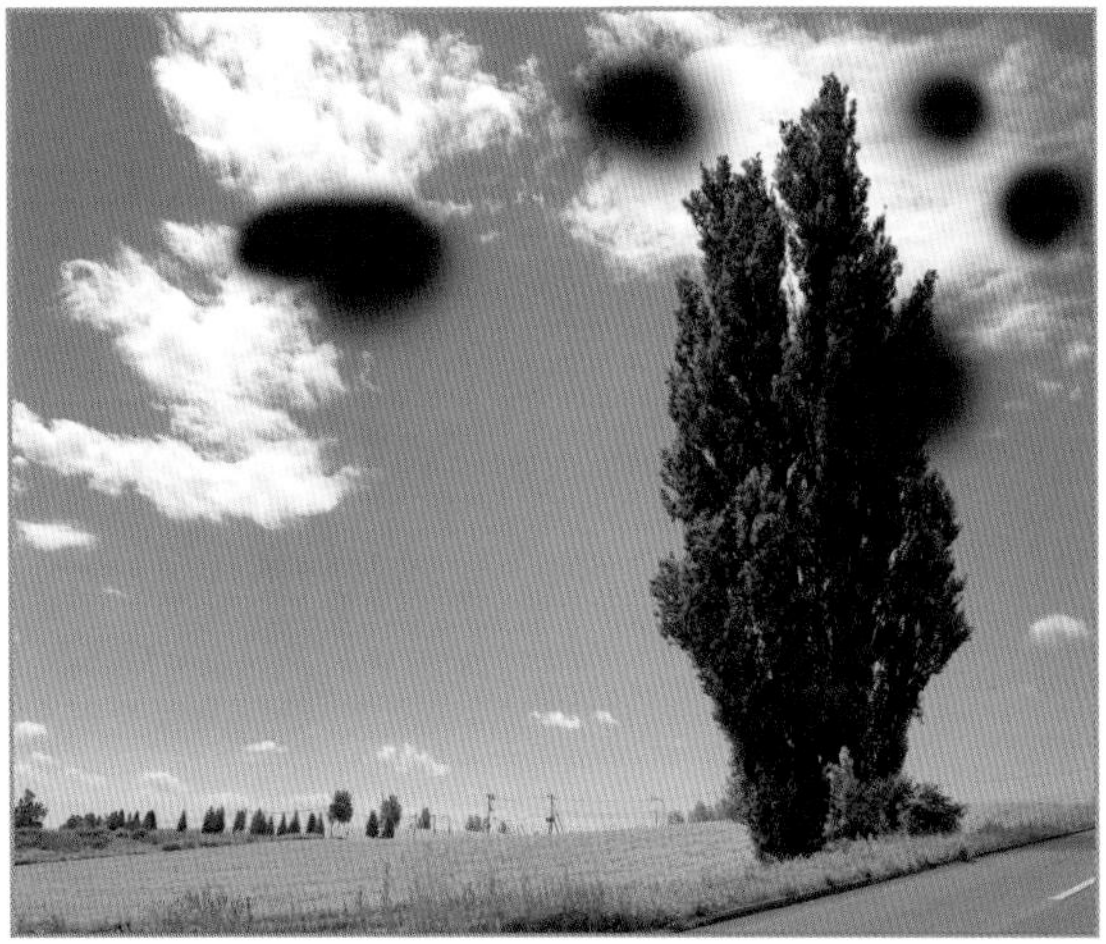

②上のほうがよく見えない

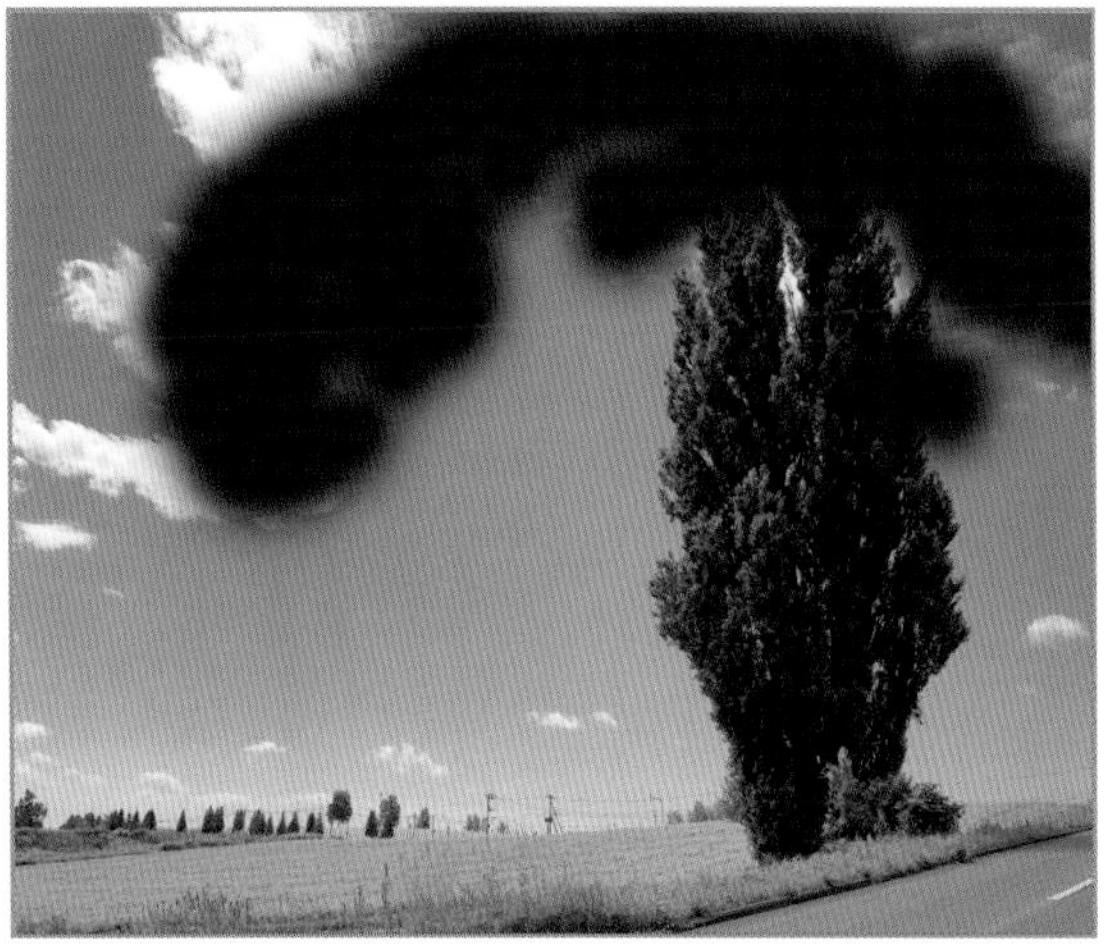

③全体的に見えない

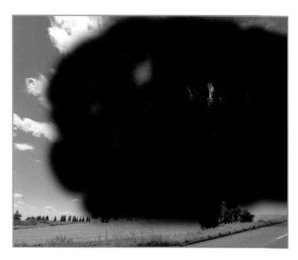

①の人は、緑内障初期。
視野にはあまり影響がない状態です。

②の人は、緑内障中期。
視野の欠けが大きくなって見えづらい状態です。

③の人は、緑内障末期。
視野の欠けが全体に広がって、ほとんど見えない状態です。

Check 3 視野チェック2

下のシートを目から30㎝離し、片方の目で中心の黒い●を見ます。そのまま、シートをゆっくり右に回します。もう片方の目も同じように行います。

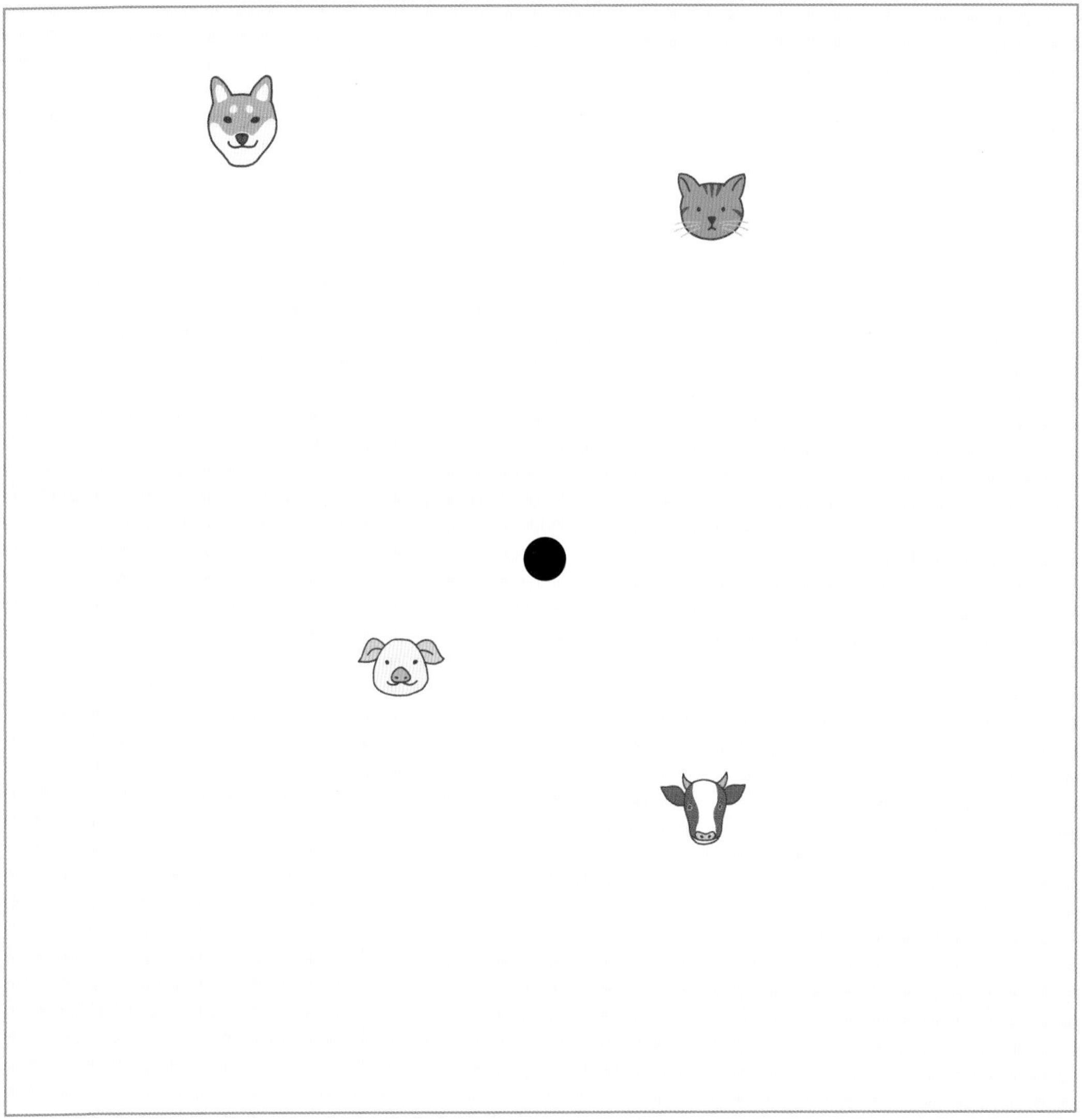

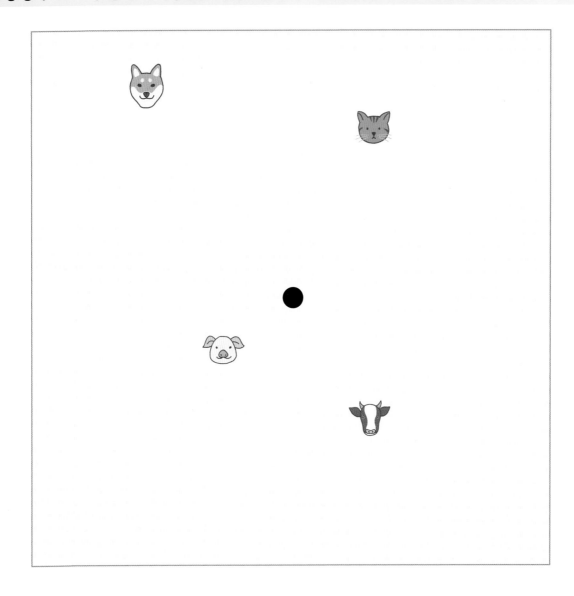

こんなふうに見えませんでしたか？

☑ シートを回すと、動物が消えることがある

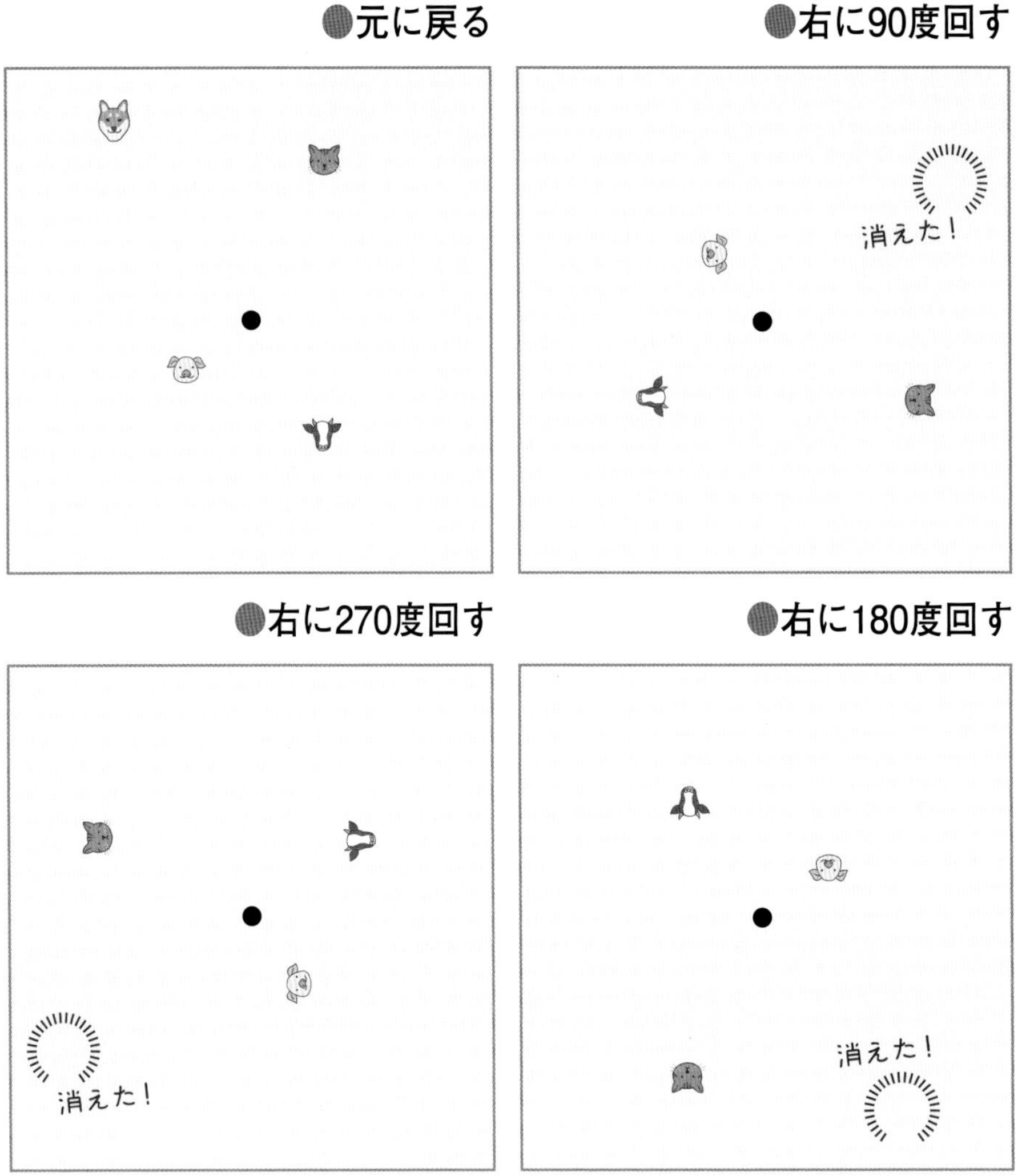

※シートを回しているときに、動物が消えた人は、緑内障の可能性があります。

Check4 リスクセルフチェック

次のなかに該当することはありませんか?

- 40歳以上である
- 強い近視である
- 強い遠視である
- 親や兄弟に緑内障の人がいる

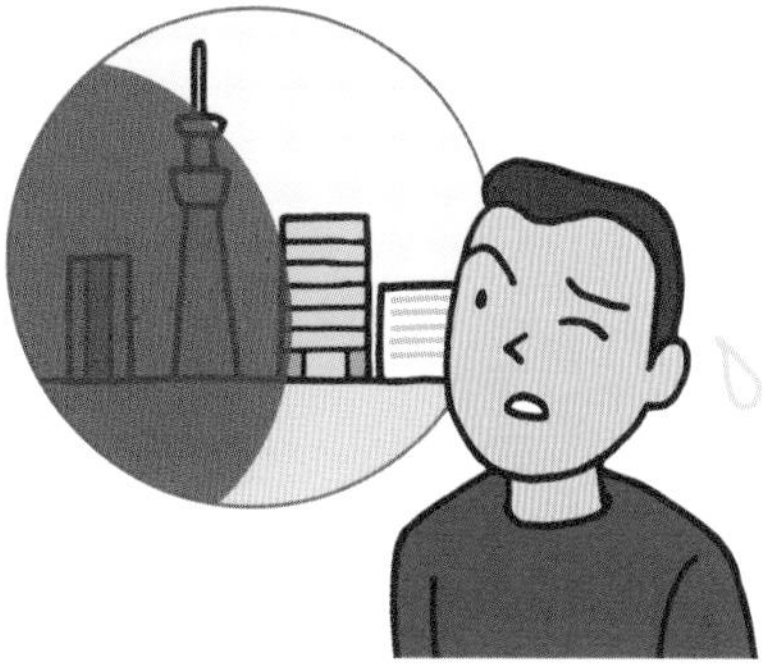

- ステロイド薬を使用している
- 目をケガしたことがある

※上記にチェックがついた人は、緑内障にかかる可能性が高くなります。

緑内障になると視神経が障害を受け、視野が少しずつ欠けていく

緑内障が起こるしくみ

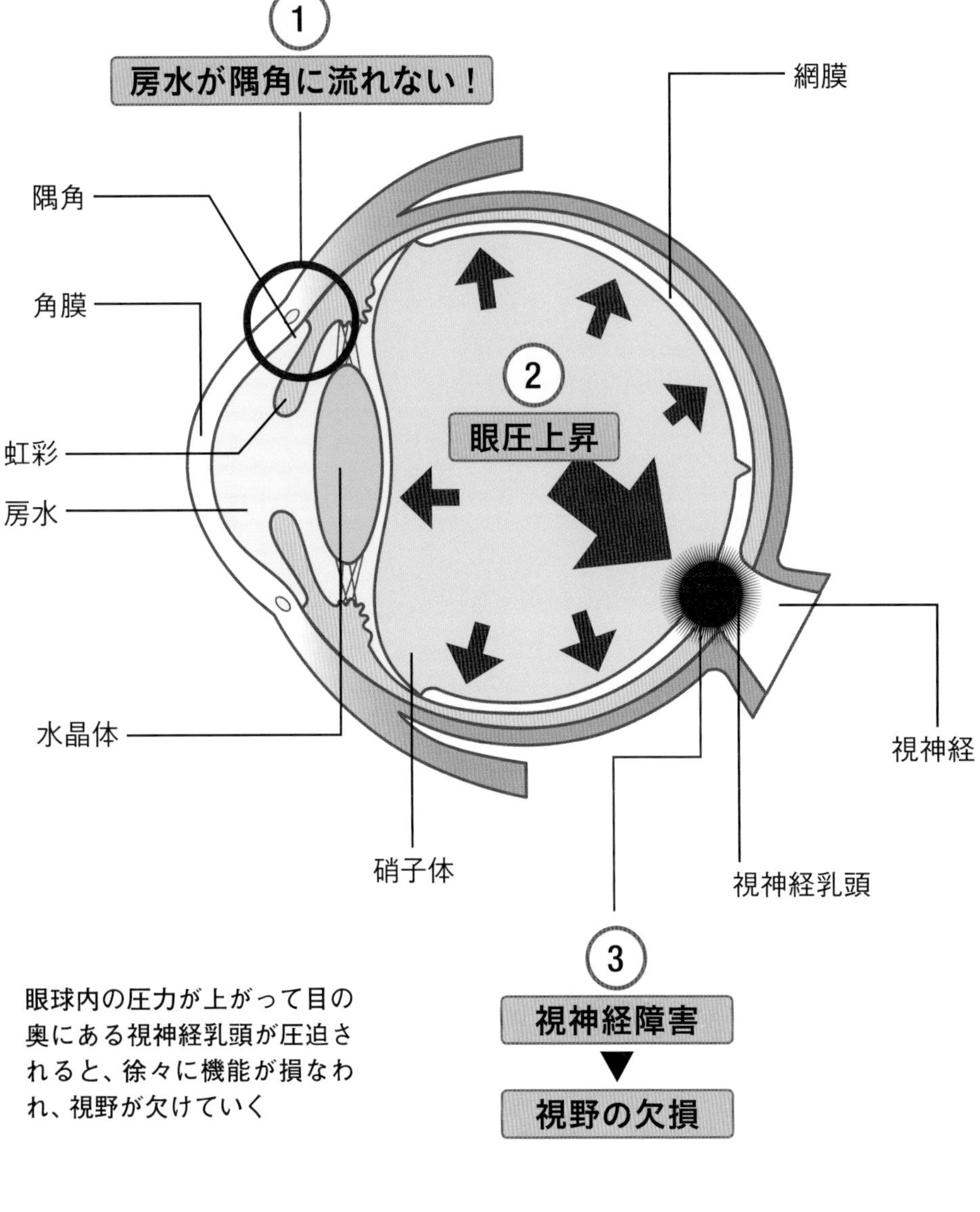

眼球内の圧力が上がって目の奥にある視神経乳頭が圧迫されると、徐々に機能が損なわれ、視野が欠けていく

早期発見しないと、失明のリスクがある

ものを見ることができるのは、光が眼球の奥にある網膜に届き視神経《ししんけい》を経て脳に伝わるからです。**緑内障とは、この視神経に障害が生じて、視野が失われていく病気**のことです。

主な原因は目のなかの圧力、つまり「眼圧」の上昇と考えられています。しかし眼圧が正常範囲内でも緑内障になる場合も多く、安心できないやっかいな病気なのです。

緑内障は40歳代以上の中高年に多く見られます。**初期段階では自覚症状がなく、異常に気づくことはほとんどありません。**

また症状の進行がきわめて遅いこともこの病気の特徴。視野の欠けが徐々に広がっていっても、その状態に慣れてしまい、そのうえ両目で見ることで欠けた部分を補うため気づきにくいのです。**気がついたときには、深刻な状態にまで進行し、最悪の場合、失明するおそれがあります。**

実際、大人になって失明する中途失明の原因では、糖尿病網膜症に代わって、２００２年から緑内障が1位になっています。手遅れにならないためには、早期発見・早期治療が重要です。

眼圧が上昇し、視神経が障害される

緑内障の明らかな原因のひとつは、**眼圧の上昇によって視神経が圧迫される**ことです。

ではなぜ眼圧が上昇してしまうのでしょうか？

第一に考えられるのが「房水《ぼうすい》」の量。房水とは、角膜と水晶体との間を満たしている透明な液体のことです。絶えず循環しながら、角膜や水晶体に栄養や酸素を供給し、老廃物を受け取って隅角より体外に排出します。

房水の産生量と排出量とのバランスがとれていれば、房水の全体量は変わらず、眼圧は一定に保たれます。ところが排出される部分が詰まるなど、**何らかの要因で房水が溜まってしまうと、眼球内の房水量が多くなり、眼圧を上昇させてしまいます。**

この他にも眼圧を上げてしまう要因はさまざまあります。たとえば眼球への強い圧迫、ストレス、喫煙、スマートフォンやパソコンの長時間使用なども影響があると考えられています。

視神経が眼球の外へ出ていく部位を視神経乳頭といいますが、眼圧が上がると、この視神経乳頭が圧迫されて、やがて視神経が障害されることになり、視野の欠損などの症状が現れてきます。

末期状態まで気づかないでいると失明のリスクが急激に高まる

片方の目が正常だと、なかなか気づかない

眼圧が上がっても痛みなどの症状はありません。また多くの場合、片方の目の視野が欠けても、かなり進行するまで自覚症状がありません。

これは、徐々に欠けていく視野に慣れてしまったり、もう一方の目が補ったり、脳がその部分のイメージを補正してしまったりするからです。

緑内障の初期段階では、目の中心からやや外れたところに見えない点、いわゆる暗点がポツンとできる程度。これが**中期になると、暗点が拡大し、視野の欠けが広がり**はじめます。この時点で、本の文字が抜けて見えたり、家のなかで家具にぶつかったりするなど、異常に気づくようになります。

なかには**視野の半分以上が見えない末期状態**になるまで気づかない場合もあります。ここまで進行してしまうと日常生活に支障をきたすようになり、さらに放置すると失明のリスクが高まります。

緑内障のタイプ

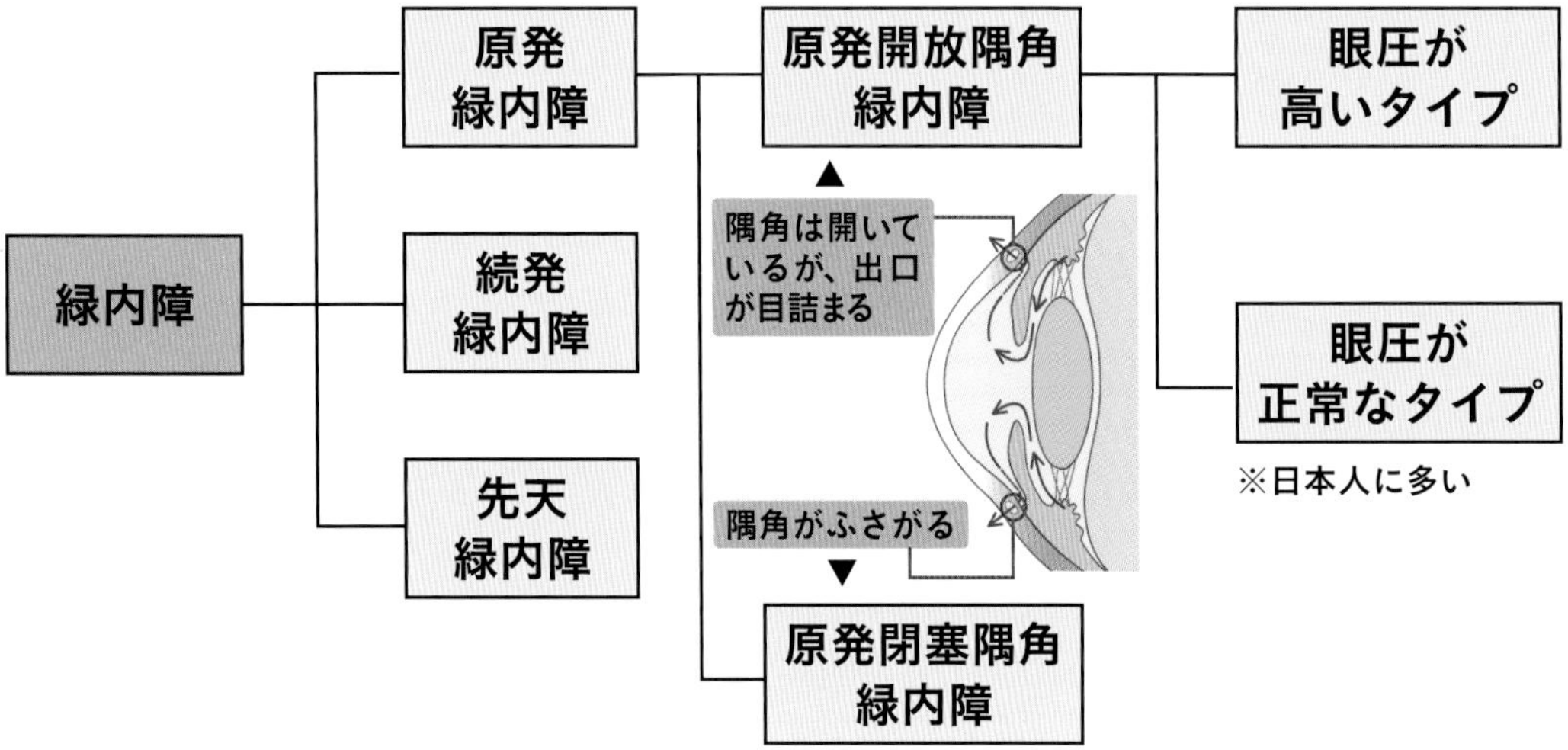

日本人の緑内障の約7割は眼圧が高くないタイプ

緑内障は、原因が特定できない「原発緑内障《げんぱつりょくない》《しょう》」、他の病気などが原因で起こる「続発《ぞくはつ》緑内障」、先天的な原因で起こる「先天《せんてん》緑内障」の3つに大別されます。なかでも**全緑内障の約9割を占めるのが原発緑内障**です。

この原発緑内障には、房水の出口にあたる隅角《ぐうかく》の状態によって「原発開放隅角緑内障」と「原発閉塞《へいそく》隅角緑内障」の2つのタイプがあります。さらに、原発開放隅角緑内障には、「眼圧の値が高いタイプ」と※「眼圧の値が正常域のタイプ（正常眼圧緑内障）」があり、原発閉塞隅角緑内障には「慢性タイプ」と「急性タイプ」があります。

高い眼圧が緑内障の原因のひとつですが、じつは**日本人の緑内障患者のうち約7割は眼圧が高くない正常眼圧緑内障**です。

その理由はまだ明確には解明されていませんが、加齢による視神経の機能の低下や血行不良などが要因ではないかと考えられています。

また原発開放隅角緑内障の患者には、強い近視のある人が多く見られることから、近視が発症要因のひとつではないかと推測されています。

原発開放隅角緑内障の眼圧と視野

正常

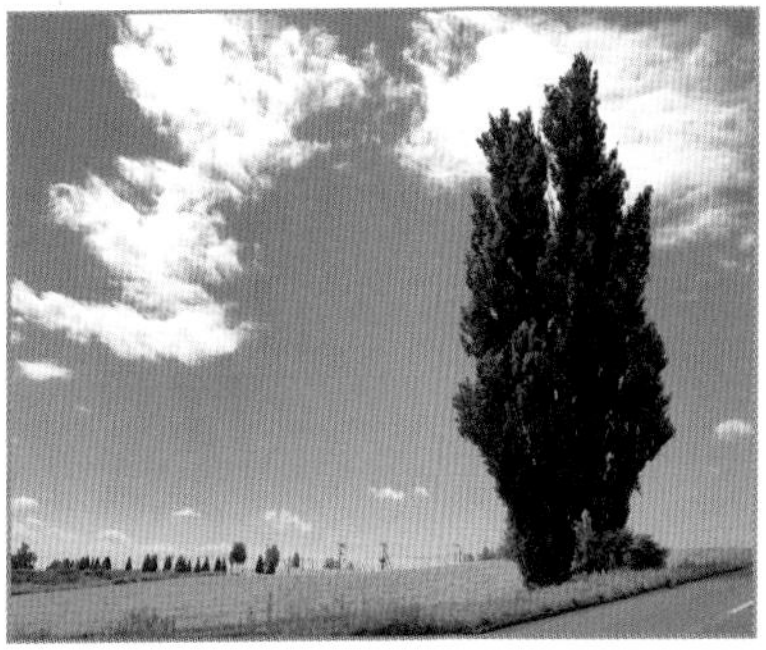

眼圧がその人にとって正常だと視野の欠ける部分はまったくない

▶

緑内障初期

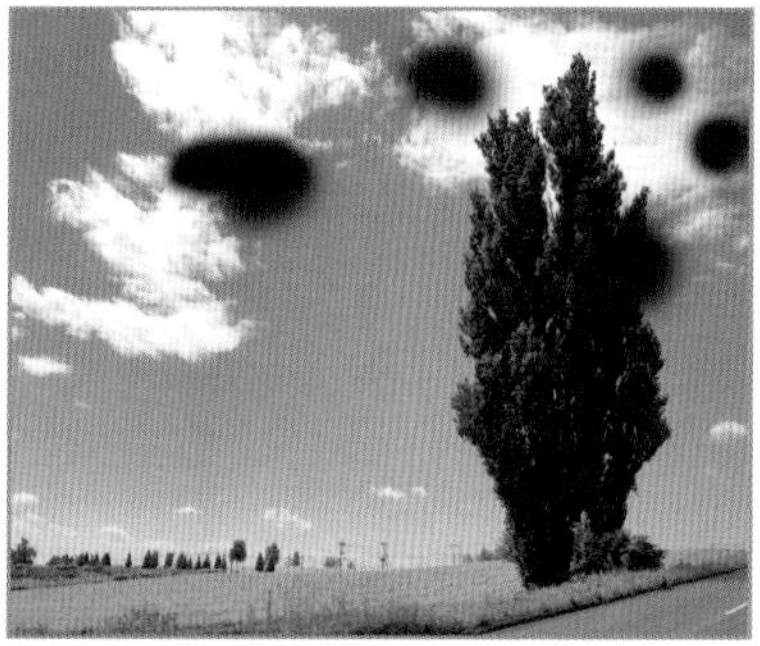

眼圧が高くなり視神経がダメージを受けはじめると、視野が少し欠ける

▶

緑内障中期

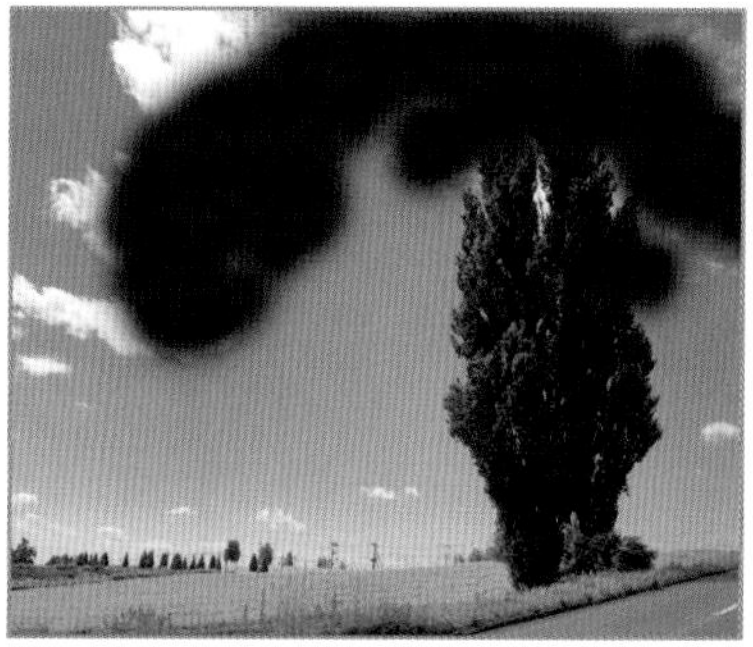

眼圧が高い状態が続くと、視野の欠けがどんどん大きくなる

※正常眼圧緑内障は、眼圧の値が正常域にあっても、その人にとっては高いために視神経が障害を受けることがあります。

眼圧を下げる目的の緑内障の治療は、点眼薬か、レーザー治療か、手術か

目薬を組み合わせながら適切な眼圧に戻す

一度障害を受けた視神経は元には戻りません。

そこで緑内障の治療は、現状をできるだけ長く維持し、症状の悪化を防ぐことが目的になります。具体的には、**適切な眼圧に戻すことが治療の第一の目標**であり、その基本となるのが、点眼薬による「薬物療法」です。

この**薬物療法は「眼圧を下げる」ために行われます。**眼圧が高いタイプだけではなく、正常眼圧タイプでも、その人にとっての望ましい目標眼圧を設定し、点眼薬が処方されます。

薬には、房水の産生量を抑える作用のものと房水の排出を促す作用のものがあり、症状に応じて複数の薬を組み合わせることもあります。

ただし、どんな薬にも副作用があるように、点眼薬も例外ではありません。気になる症状を感じたら、必ず担当医に相談しましょう。

目薬の正しいさし方

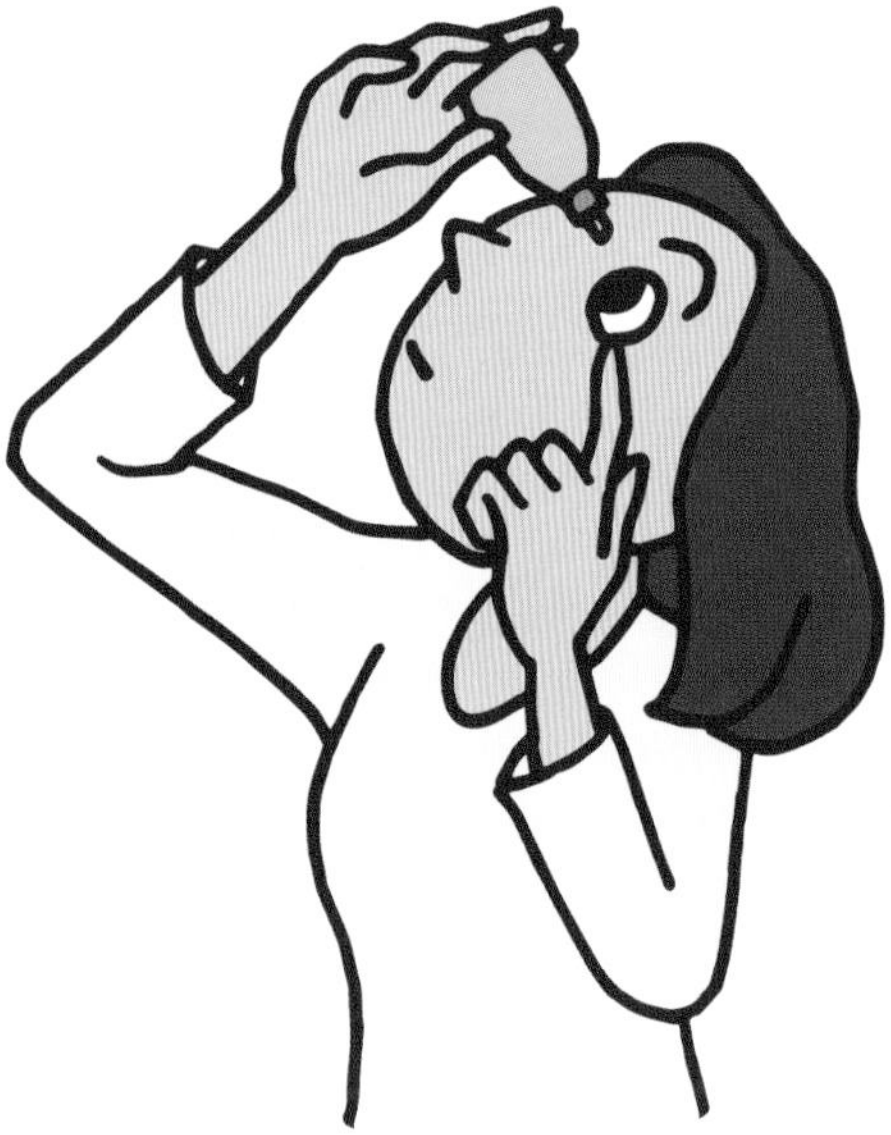

STEP 1
石けんで手と指をきれいに洗う。

STEP 2
上を向いて下まぶたを引き、点眼薬を１滴たらす。１滴で十分。
※両目に点眼する場合は、もう片方の目も同じようにする。

STEP 3
軽く目を閉じて３～５分間待つ。

STEP 4
薬が目からあふれたら、ティッシュペーパーでふきとる。

房水の排出を促すか、排水路をつくるか

薬物療法で効果が出ない場合は、「レーザー治療」が検討されます。

レーザー治療には、排出口の網目を広げて目詰まりを解消し、房水の流れをよくする「レーザー線維柱帯形成術《せんいちゅうたいけいせいじゅつ》」と、虹彩《こうさい》に小さな孔《あな》を開けて房水の排水路をつくる「レーザー虹彩切開術《こうさいせっかいじゅつ》」があります。

患者の負担が少なく、入院しなくてもいいレーザー治療ですが、デメリットもあります。たとえば、線維柱帯形成術の場合、効果が出るまでに時間がかかったり、長く続かなかったりします。また虹彩切開術では、角膜ににごりがあるとレーザーが届かない場合があります。

薬物療法やレーザー治療でも眼圧が下がらない場合は、「手術療法」が検討されます。最も一般的な手術は、房水の新たな排水路をつくる「線維柱帯切除術」。それでも改善されない場合は、チューブを入れて排出路を確保する「チューブシャント手術」を行います。また、軽度の原発閉塞隅角緑内障などの場合は、目詰まりした線維柱帯を切開する「線維柱帯切開術」を行います。

急性緑内障発作は、数日で失明するおそれが……

緑内障のほとんどが慢性疾患《しっかん》ですが、その他に突然、**急激に眼圧が上がってしまう「急性緑内障発作」**を引き起こすことがあります。

虹彩と水晶体の間の房水の通路が急にブロックされ、隅角が完全閉塞《へいそく》し、房水がまったく排出されなくなることが原因です。房水が急激に増えることによって眼圧が一気に上昇し、発作を引き起こします。

正常な眼圧は10～21㎜Hg（ミリメートル水銀柱）ですが、この発作の場合、50～60㎜Hg以上にまで跳ね上がることもあり、**すぐに治療をしなければ、数日で失明するおそれ**もあります。

症状としては、**激しい頭痛や目の痛み、充血、吐き気、目のかすみ**などです。ものが見えづらくなる視力の低下も伴います。

急性緑内障発作は、中高年女性が発症しやすいことが報告されています。また若い頃に遠くがよく見えた遠視タイプの方やご家族に緑内障の人がいる方は、急性緑内障発作の発症リスクが高い傾向にあります。これらに当てはまる方は、眼科医の定期的な検診をおすすめします。

PART2

いますぐ「白内障」チェック!

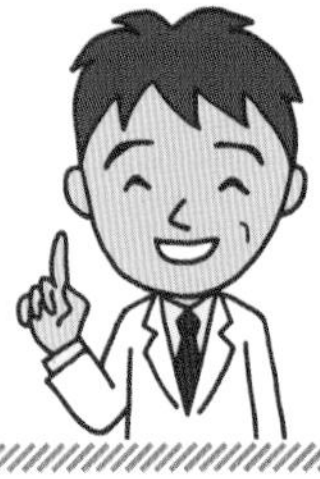

Check 1 症状セルフチェック

次のような症状はありませんか?

- ☑ かすむ、ぼやける
- ☑ ものが二重、三重に見える
- ☑ 明るいところで異常にまぶしく感じる
- ☑ 薄暗いところで異常に見えにくい
- ☑ 老眼が治ったような気がする
- ☑ 瞳が白くなってきた

※上記にチェックがついた人は、白内障の可能性があります。

Check 2 数字識別チェック

下のシートを目から30㎝離し、片方の目をつむり、右目、左目だけで見てください。

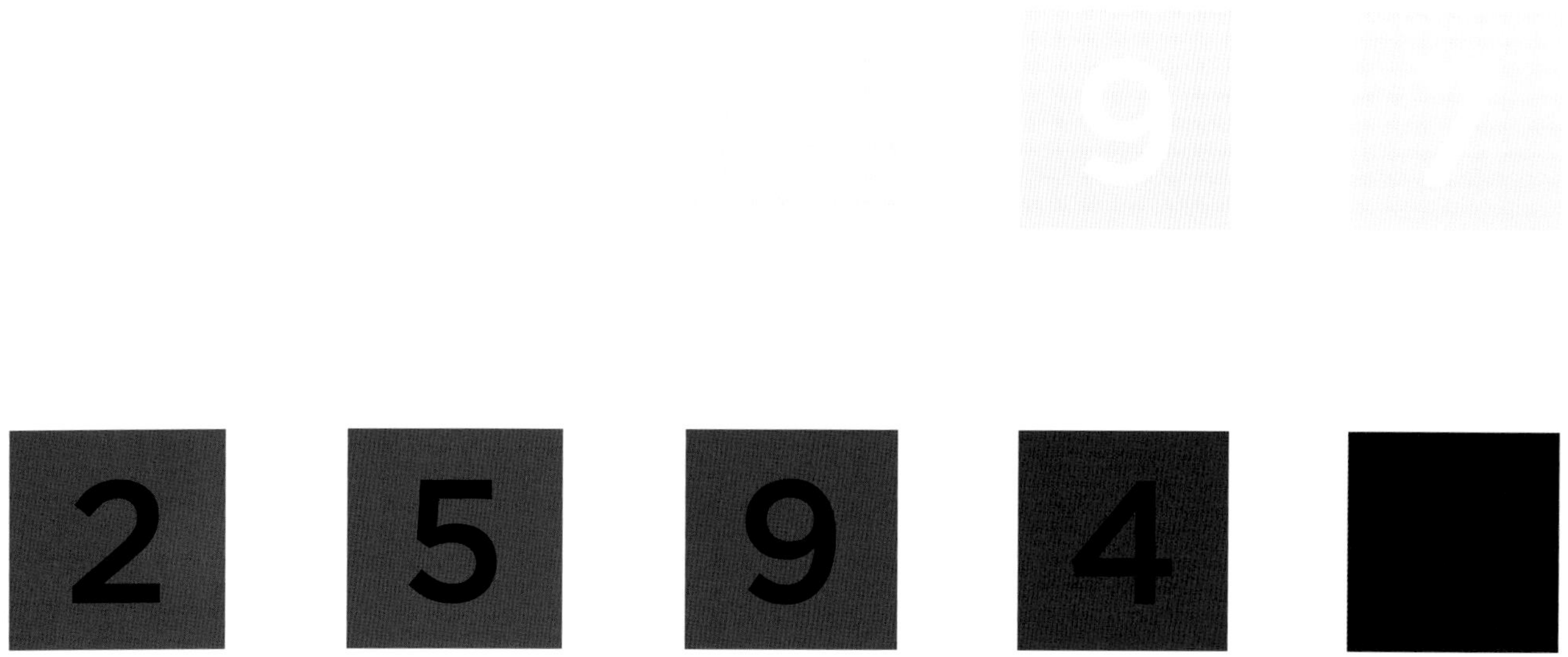

上の数字はいくつ見えましたか？
下の数字はいくつ見えましたか？

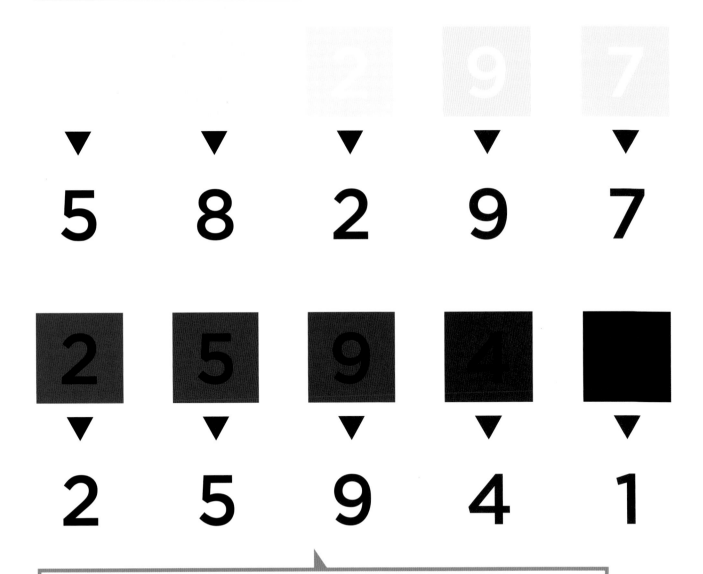

▼ ▼ ▼ ▼ ▼

5 8 2 9 7

▼ ▼ ▼ ▼ ▼

2 5 9 4 1

※上も下も0～2個しか見えなかった人は、白内障の可能性があります。

Check3 リスクセルフチェック

次のなかに該当することはありませんか?

- ☑ ステロイド薬を長期間服用している
- ☑ アトピー性皮膚炎である
- ☑ 糖尿病を患っている
- ☑ ぶどう膜炎と診断されたことがある
- ☑ 目のケガを負ったことがある
- ☑ 抗がん剤治療をしている
- ☑ 外に出て紫外線を多く浴びる生活をしている
- ☑ 果物や緑黄色野菜をあまり摂らない
- ☑ たばこを吸う。同居している家族に喫煙者がいる
- ☑ コレステロール値が高い

※上記にチェックがついた人は、白内障にかかる可能性が高くなります。

白内障になると水晶体がにごり、光の散乱で目がかすみ、ぼやける

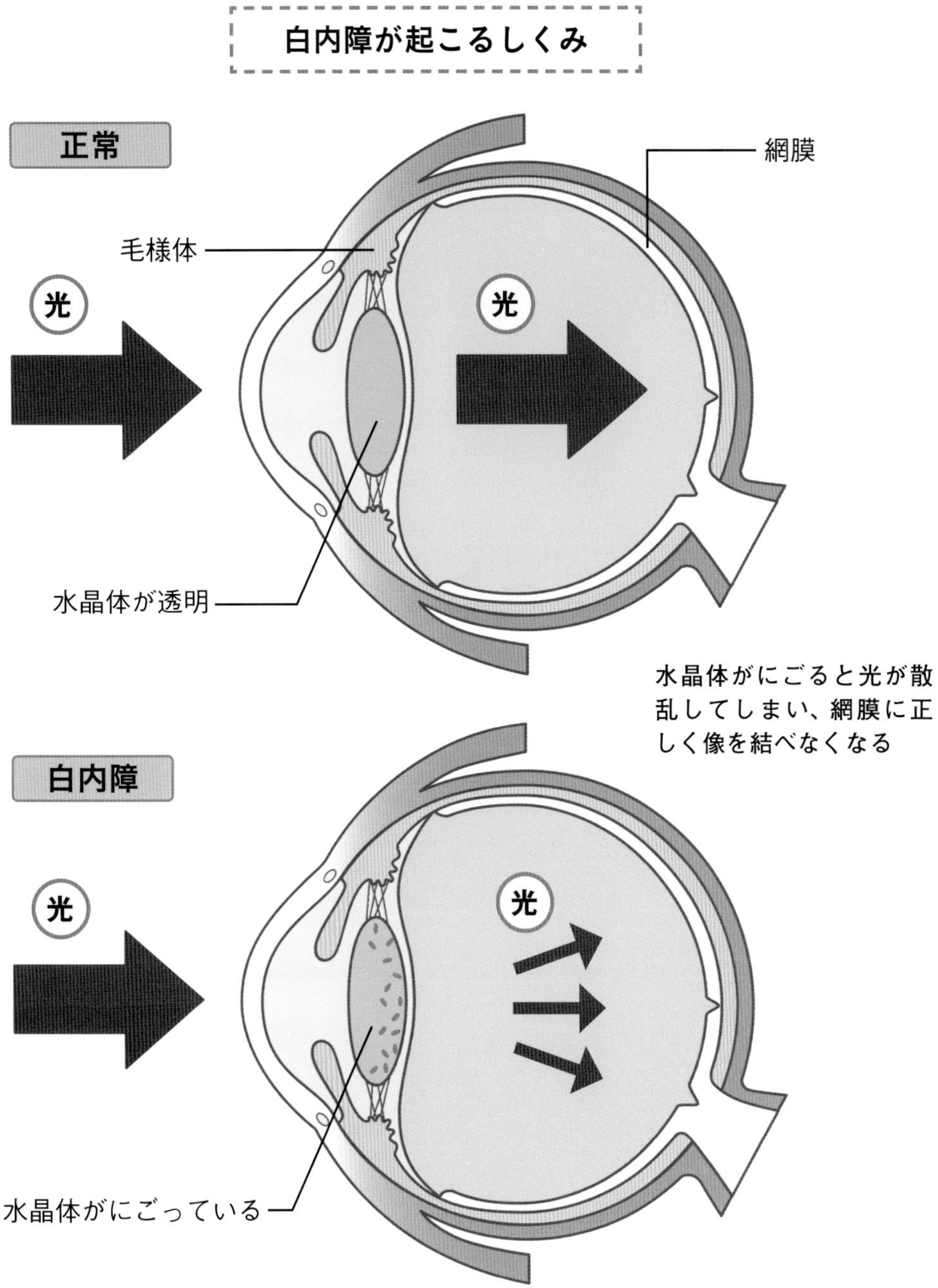

水晶体がにごると光が散乱してしまい、網膜に正しく像を結べなくなる

年をとるほど、白内障の発症率は高くなる

目のかすみや視力低下、暗いところで見えにくいなどの症状が現れる白内障。その原因はさまざまありますが、**多くは加齢によって起こる「加齢白内障（老人性白内障）」で、白内障全体の９割以上**を占めています。

また白内障は、年をとるほど発症率が高くなり、50代で約半分、60代では約6割、70代では約8割、**80代以上ではほぼ全員の人に、水晶体ににごりが生じる**といわれています。ただし、その症状の程度には個人差があり、すべての方に視力障害が起こるわけではありません。

白内障も緑内障同様、**ゆっくりと症状が進行していくため、気がつかない場合が多い病気**です。見え方に異常が生じても、進行の遅さで症状に慣れてしまったり、多くの場合は、左右の目で発症する時期が異なるため、まだ発症していない目が補ったり、脳が補正したりするのです。

白内障も早期発見・早期治療が最善策。50歳以上の方は、定期的に、片方の目を手で覆い、もう片方の目でものを見て、症状があるかどうかチェックすることをおすすめします。

白内障の原因は、水晶体のにごり

白内障は、目のなかでレンズの役割を果たす「水晶体」がにごる病気です。症状が進行すると、目がかすむ、ぼやける、暗い場所で見えにくいなどの症状が現れてきます。

なかには水晶体の核がにごって硬くなり、それによって一時的に近視状態となって、近くのものがよく見えるようになる人も少なくありません。しかし、にごりが広がるにつれ、やはり視力は低下していきます。

水晶体は無色透明な弾力のある組織で、主にたんぱく質と水でできています。直径は10㎜ほどで厚みがあり、凸レンズの形をしています。水晶体は、入ってきた光を屈折させて網膜に像を結ばせるレンズの働きをし、また毛様体《もうようたい》の筋肉の働きによって厚さを変え、ピント調整も行っています。

この**水晶体がにごると、光の屈折がうまくいかなくなり、外から入ってきた光が散乱してしまいます。**そのため網膜に鮮明な像を結ぶことができず、かすんで見えるようになるのです。

にごりの原因は、加齢による水晶体内のたんぱく質の変性ではないかと考えられています。

白内障は、水晶体のにごり方で、症状が主に3つに分かれる

多いのは、水晶体の外側からにごるタイプ

水晶体は外側を「嚢《のう》」という薄い膜で包まれており、前の部分を前嚢、後ろを後嚢と呼びます。その内側にあるのが、無色透明の「皮質《ひしつ》」と「核」。そして水晶体の周囲には「チン小帯《しょうたい》」という細かい線維状の組織があり、それによって毛様体とつながっています。加齢による白内障は、この水晶体のにごりはじめる場所によって、主に3タイプに分けられます。**最も多いのは、水晶体の周辺部にある皮質から中心に向かってくさび形ににごっていく「皮質白内障」**です。

次に多いのが、水晶体の中心部にある核からにごりはじめる「核白内障」で、核はにごることで硬くなり、屈折率が高まります。これによって一時的に老眼が改善する場合があります。

さらに水晶体の後ろ側の後嚢に近い部分の皮質からにごる「後嚢下《こうのうか》白内障」があります。

白内障のタイプ

皮質白内障

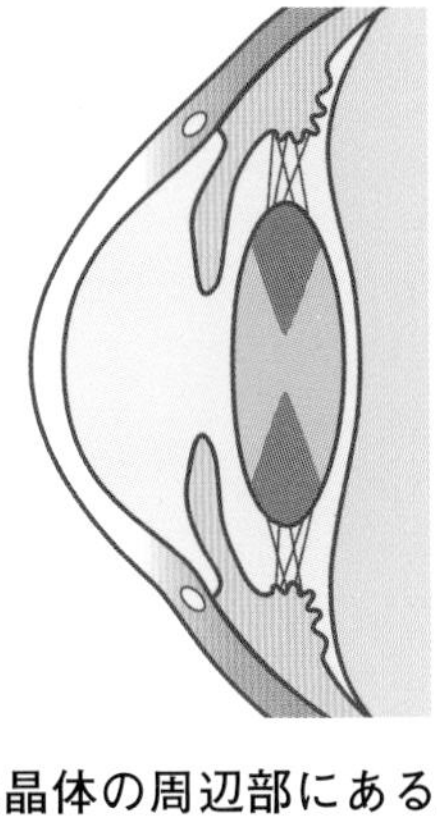

水晶体の周辺部にある皮質からにごる

核白内障

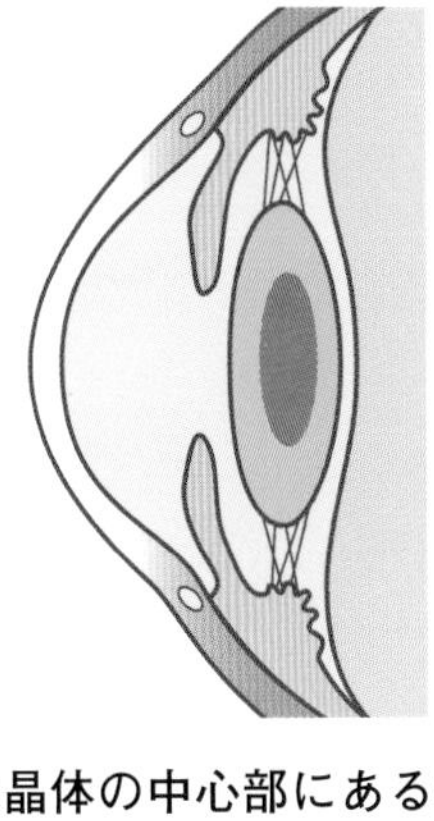

水晶体の中心部にある核からにごる

後嚢下白内障

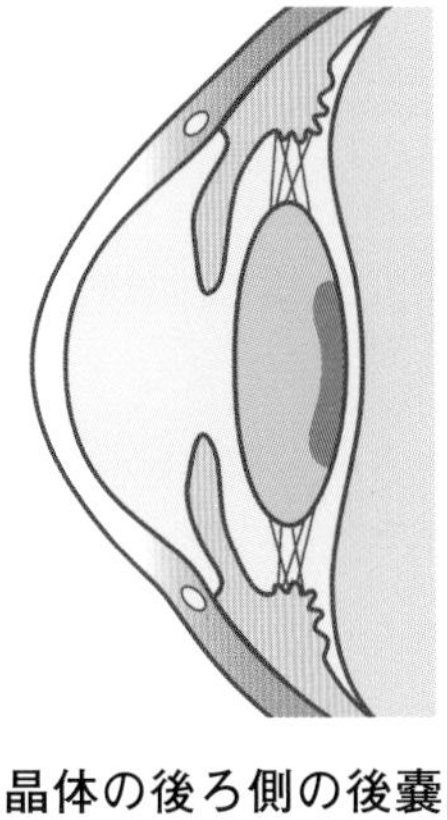

水晶体の後ろ側の後嚢に近い部分の皮質からにごる

白内障は、糖尿病などの合併症で発症することも

加齢以外の原因で起こる白内障もあります。

まずは**他の病気の合併症として起こる「併発白内障」**。このタイプには、糖尿病が原因で水晶体がにごる「糖尿病白内障」やアトピー性皮膚炎に合併して起こる「アトピー性白内障」、虹彩や毛様体、脈絡膜《みゃくらくまく》の炎症が起こるぶどう膜炎によって水晶体がにごることもあります。

次に**「薬物性白内障」**。ステロイド薬を大量に、しかも長期間服用することによって白内障が起こりやすいといわれています。

また最近は、抗癌剤の使用により、白内障を引き起こすこともあります。

その他に**生まれつき水晶体がにごっている「先天性白内障」**や、目をケガしたり、強く打ったり、こすったりなど、**外部からの刺激で水晶体が障害を受けてにごる「外傷性白内障」**があります。

「紫外線」が水晶体のにごりを促進することも明らかになっています。紫外線をカットする色の濃くないサングラスをかける、つばの広い帽子をかぶる、日傘を利用するなど、紫外線から目（水晶体）を守ることを心がけましょう。

加齢以外が原因の白内障

その他の主な白内障	主な併発白内障
●**外傷性白内障** 目や目の周辺のケガが原因で発症する	●**糖尿病白内障** 糖尿病の合併症として発症する
●**紫外線白内障** 目に紫外線を過剰に浴びると発症する	●**アトピー性白内障** アトピー性皮膚炎に合併して発症する
●**放射線白内障** 目に放射線を過剰に浴びると発症する	●**薬物性白内障** ステロイド薬や抗癌剤の長期服用が原因で発症する

水晶体を取り除き、眼内レンズに交換して、新しい目を手に入れる

透明な眼内レンズで視界をクリアにする

にごった水晶体を取り除き、代わりに「眼内レンズ」を入れるのが白内障の手術です。

その方法はいくつかありますが、ひとつは、**水晶体の核と皮質を超音波で砕いて吸い出す「超《ちょう》音《おん》波《ぱ》乳《にゅう》化《か》吸《きゅう》引《いん》術《じゅつ》」（PEA）。もうひとつは、砕かずにそのまま取り出す「嚢《のう》外《がい》摘《てき》出《しゅつ》術《じゅつ》」（ECCE）。**

最近は、症状が比較的軽い段階で手術を受ける人が増えてきたため、ECCEによる方法は減少しています。

にごった水晶体を取り除き、新しくクリアな人工レンズを入れることで、見え方は大きく改善します。また眼内レンズの種類や度数をきちんと選択することにより、たとえば元来あった近視を軽くしたり、乱視を治したりすることもできます。

つまり、**白内障手術は「新しい目を手に入れるチャンス」**でもあるのです。

白内障手術の種類

嚢外摘出術（ECCE）

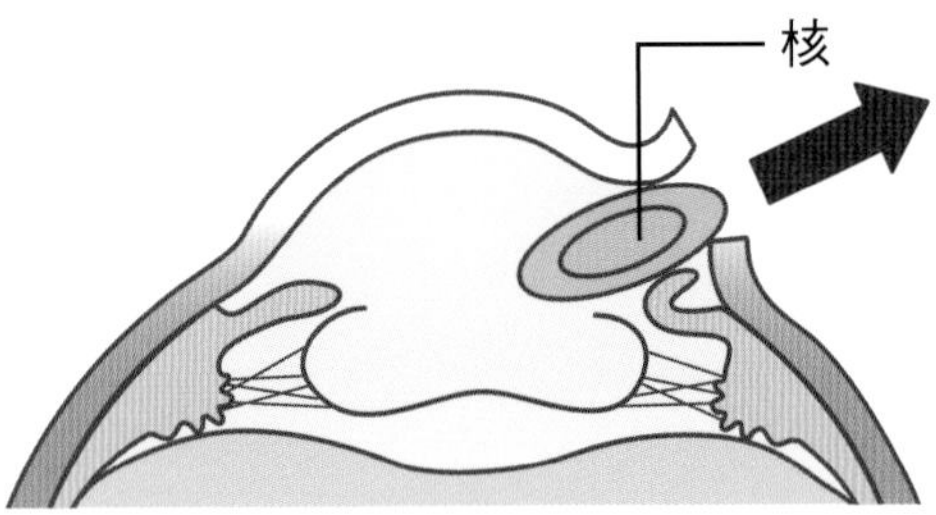

にごった核をそのまま取り出して
眼内レンズを挿入する

超音波乳化吸引術（PEA）

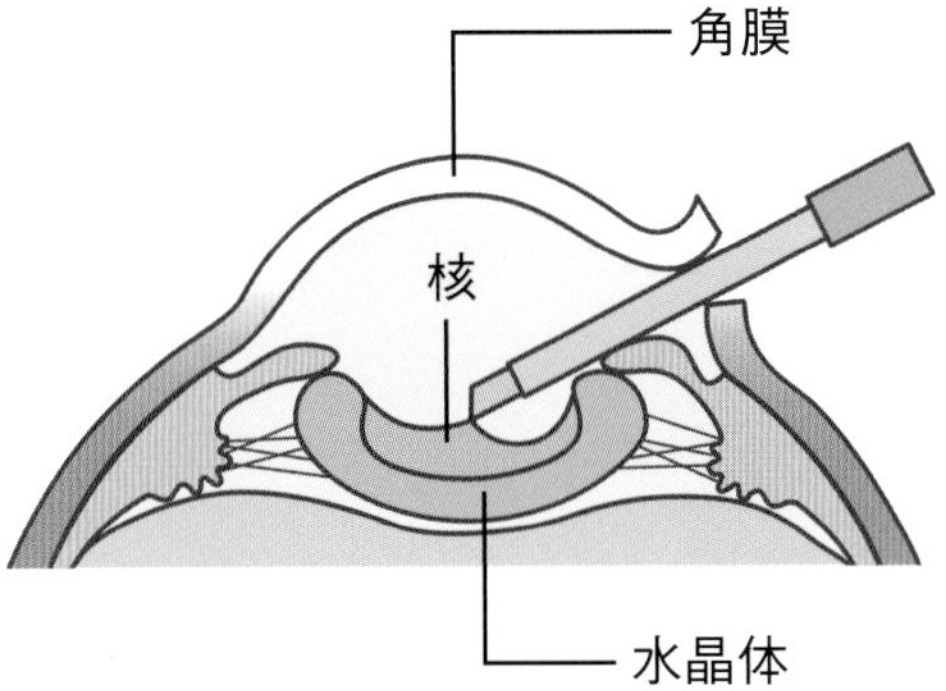

超音波で核を砕いて眼内レンズを挿入する

レンズはライフスタイルに合わせて選ぶ

眼内レンズには、**ある一定の距離にだけピントが合う「単焦点レンズ」**と、**近視と遠視の両方のレンズを組み込んだ「多焦点レンズ」**があります。

単焦点レンズは、ある距離にだけ焦点が合っているため、遠くの距離と近くの距離のどちらもハッキリ見るためには、眼鏡で視力を補う必要があります。ただし、健康保険が適用されるので、手術費用を安く抑えることができます。

多焦点レンズは遠くの距離にも近くの距離にもピントが合うため、眼鏡での矯正の必要がありません。しかし、自由診療扱いとなり、手術費用が高くなりますし、人によっては、見え方が単焦点レンズより劣ります。

眼内レンズをどのタイプにするかは、手術費用やご自身のライフスタイル、職業などを考慮し、自分に合ったレンズを選びましょう。

眼鏡やコンタクトレンズと違い、眼内レンズはいったん目のなかに入れてしまうと、簡単に取り替えることはできません。

手術の前に目の状態をきちんと調べて、よく考えて結論を出すことが大切です。

レンズの種類

単焦点レンズ	多焦点レンズ
乱視用 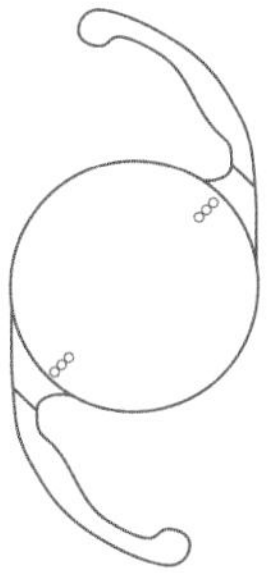 近・遠視用 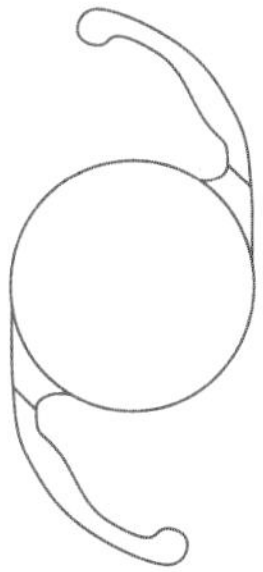	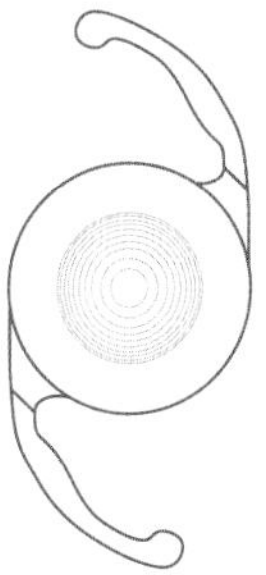
遠くか、近くか、どちらかひとつだけにピントを合わせることができるレンズ ●健康保険適用あり	遠くにも近くにもピントを合わせることができるレンズ ●健康保険適用なし

PART3

いますぐ「加齢黄《おう》斑《はん》変性」チェック!

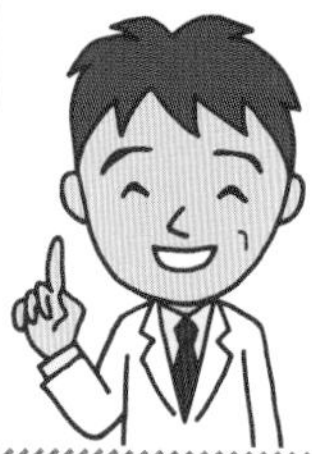

Check 1 症状セルフチェック

次のような症状はありませんか?

- ☑ ものがゆがんで見える
- ☑ 中心が暗くてよく見えない
- ☑ ものがぼやける
- ☑ ものが小さく見える
- ☑ 色が前と違った色に見えることがある
- ☑ 作業している手もとが見づらいときがある

※上記にチェックがついた人は、加齢黄斑変性の可能性があります。

Check 2 アムスラーチャート

下のシートを目から30㎝離し、片方の目で中心の黒い●を見ます。もう片方の目も同じように行います。

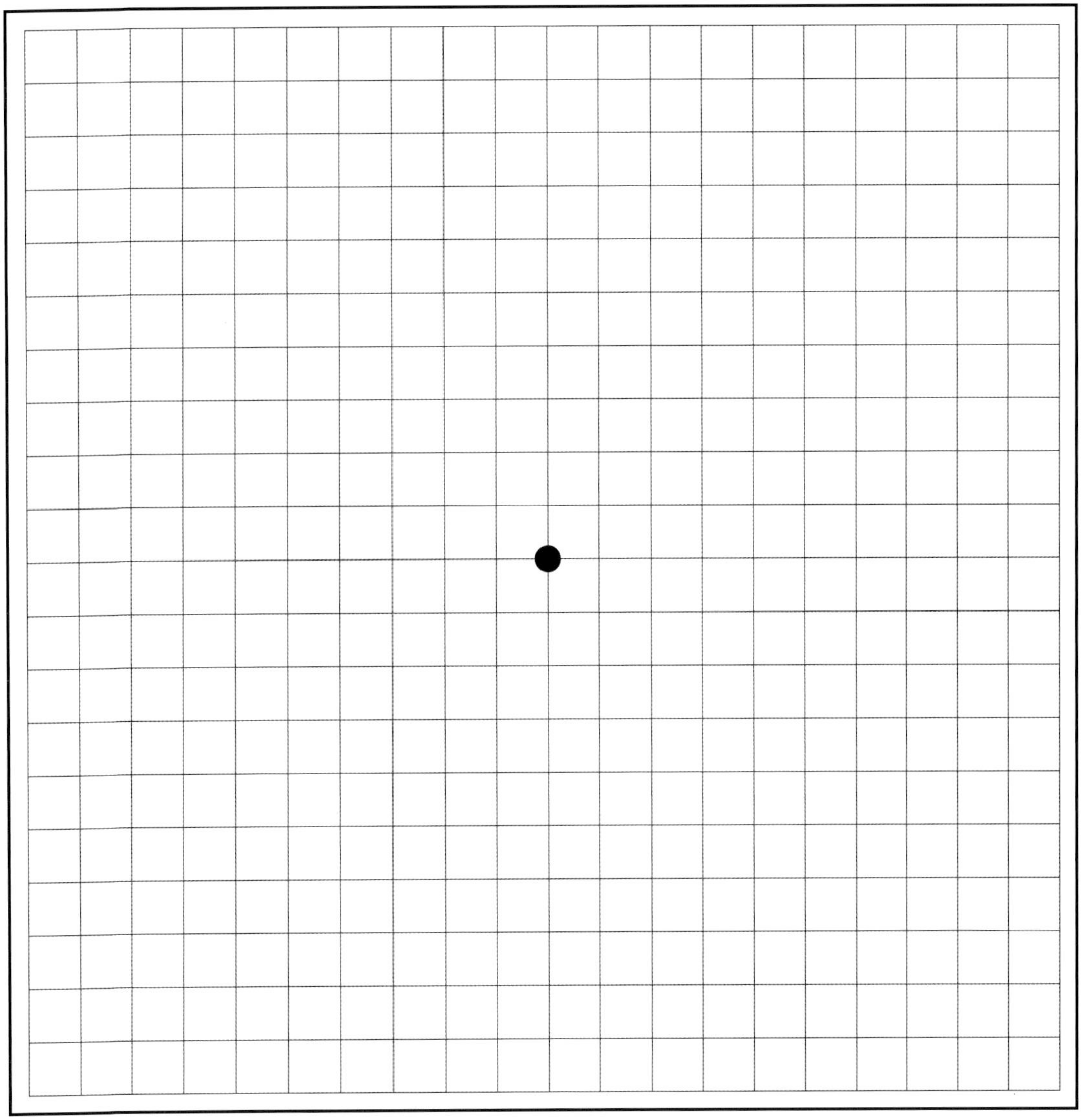

こんなふうに見えませんでしたか?

中心部がぼやけて薄暗く見える

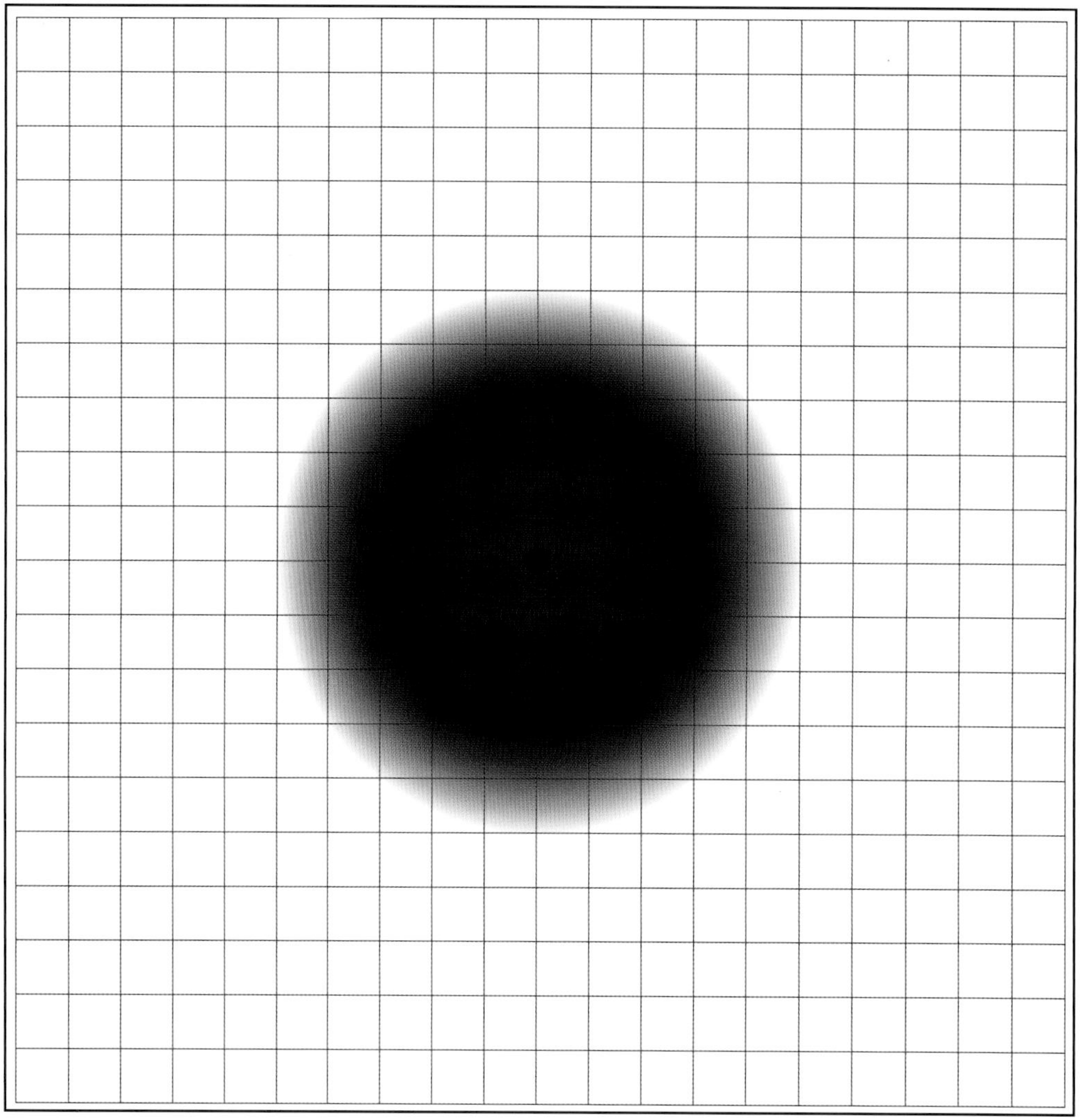

アムスラーチャートの中心部が薄暗く見える人は、加齢黄斑変性の可能性があります。

こんなふうに見えませんでしたか？

線がぼやける、ゆがんで見える

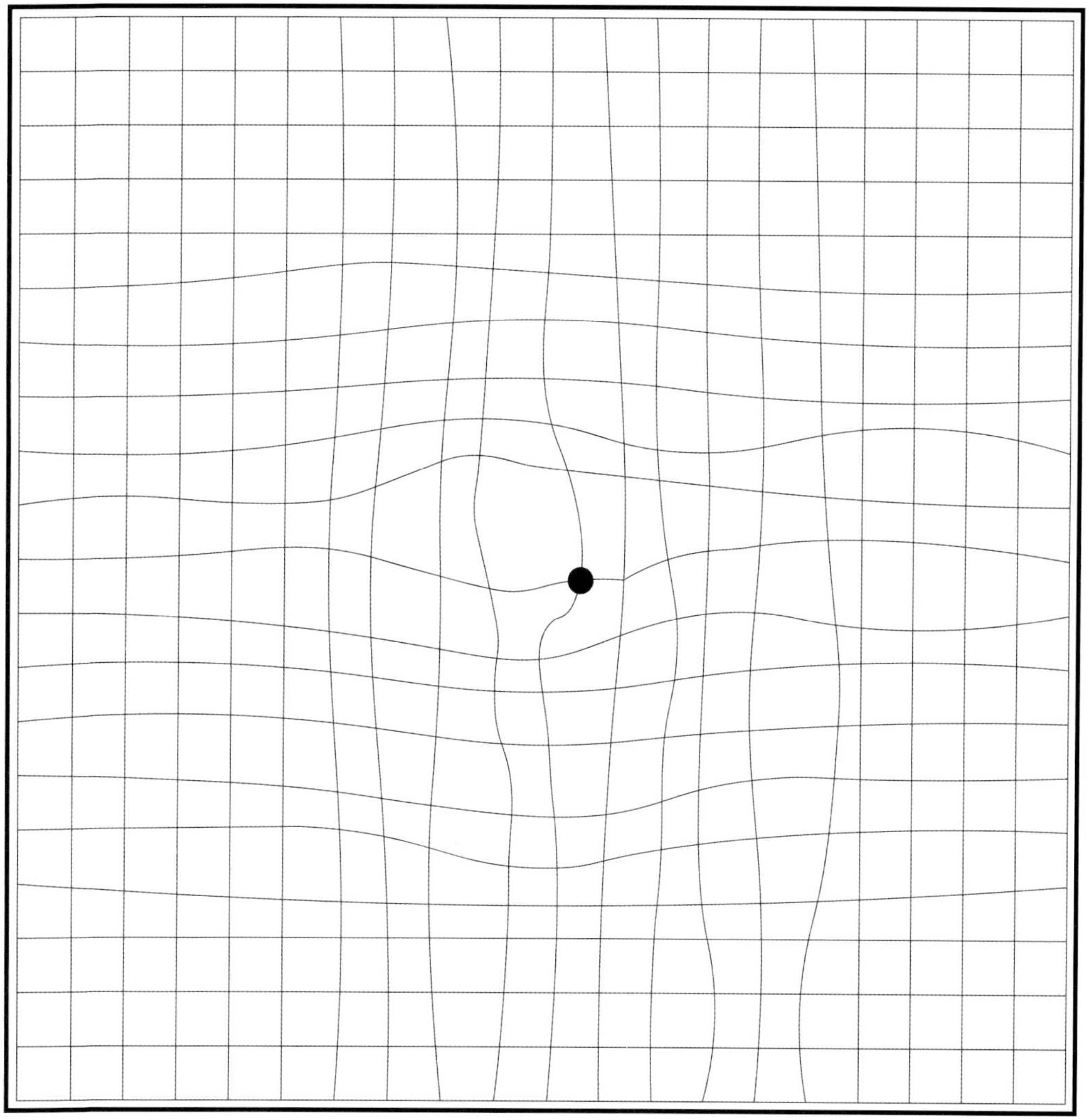

アムスラーチャートの線がゆがんで見える人は、加齢黄斑変性の可能性があります。

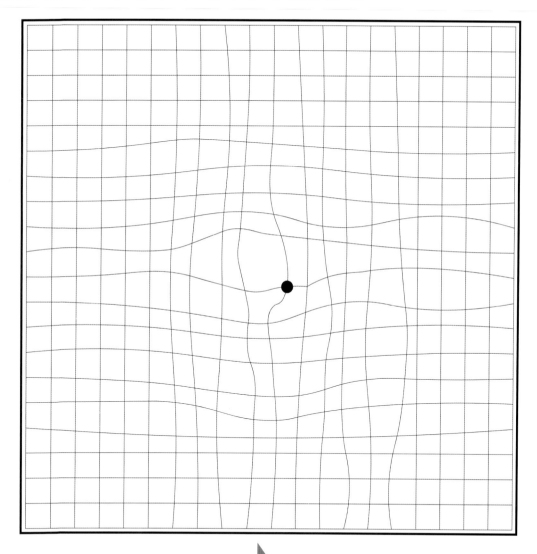

加齢黄斑変性になると網膜が傷つき、ものがゆがんで見える、ぼやける

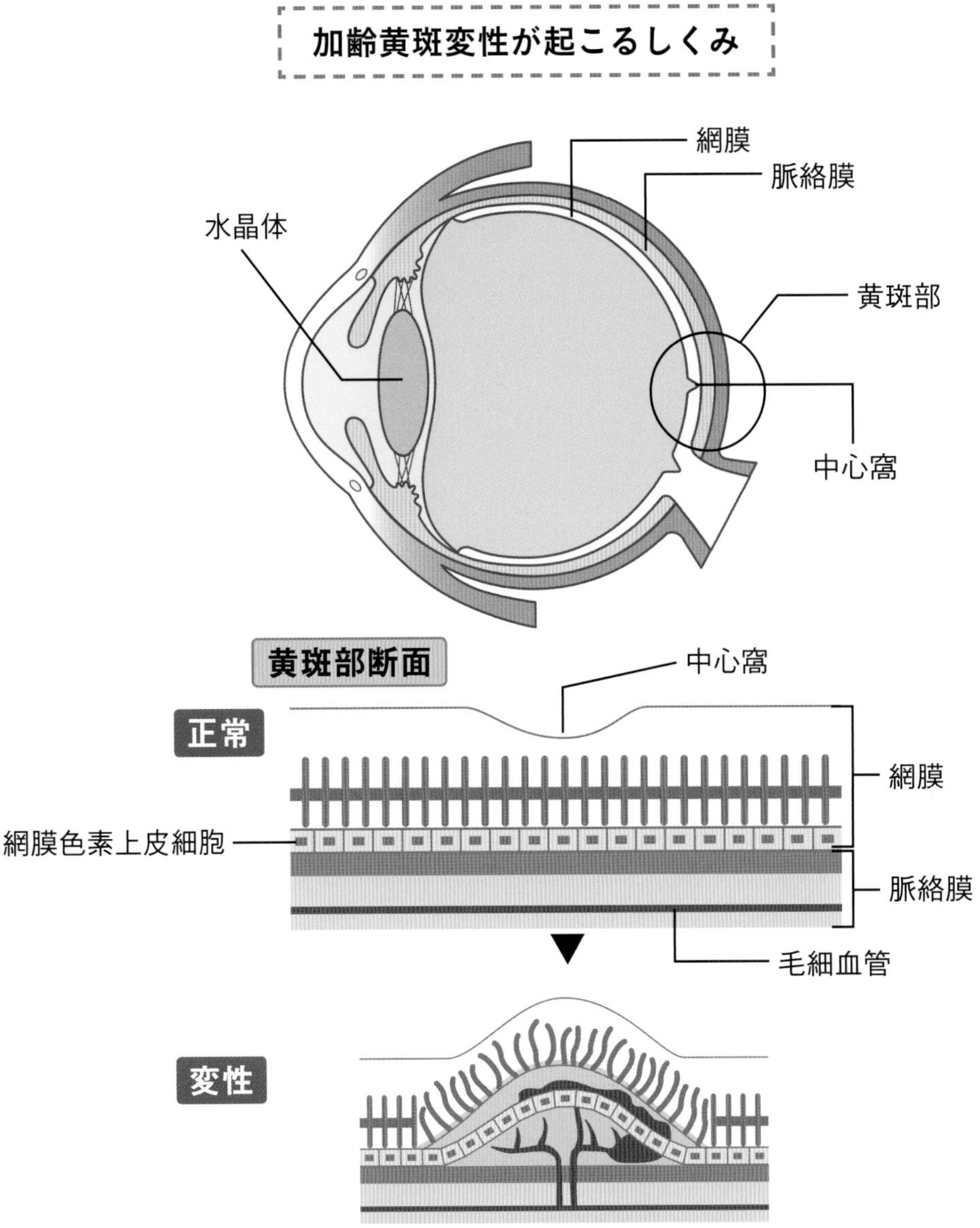

①黄斑部に変性が起きる

▼

②ゆがむ、ぼやけるなど、ものをしっかり見ることができなくなる

視力を担う細胞が集中している「黄斑部」

目はよくカメラにたとえられますが、目の内側に「網膜」という、カメラでいうフィルムにあたる膜があります。網膜には、視細胞といって、光や色を感じる細胞がぎっしりと並んでいます。

その網膜の中心部が直径6㎜程度の「黄斑《おうはん》部」と呼ばれる部分です。

ここは特別な構造になっており、細かなものを識別し、色を見分ける働きを持っています。**網膜のなかではいちばん大切な、視力を司る重要な働きをしている**のです。

特に黄斑部の中心にある「中心窩《ちゅうしんか》」と呼ばれる直径0・4㎜程度の小さな点状のくぼみは、ものを見るために必要な視細胞が集中して感度が高く、視力に最もかかわりの深い部分です。

この黄斑部が加齢などによって変性を起こす（加齢黄斑変性）と、網膜の他の部分に障害がなくても、視力が著しく低下し、「ものがゆがんで見える」「中心部が暗く見える」など、ものをしっかりと見ることができなくなります。さらに**変性が中心窩に及ぶと、日常生活に支障をきたすほど視力が低下してしまいます。**

視細胞が傷つくと視力が著しく低下する

加齢黄斑変性は50歳以上の男性に多く発症し、加齢とともに増加します。欧米では中途失明の原因の第1位を占めるほど。

日本でも高齢化に伴って、近年、加齢黄斑変性の患者数は増加しており、**50歳以上の80人に1人が発症**しています。

眼鏡などで矯正したにもかかわらず、視力が0・1以下の状態を「社会的失明」といいますが、加齢黄斑変性はその大きな原因となっています。

黄斑部の変性が進行していくと、視野の中心部、人の顔やテレビの中心が暗くなってよく見えなくなり、文字も読みづらくなってしまいます。

また黄斑部に多い視細胞には色を識別する働きがあり、色を見分けることも困難になります。**病気の末期には、高度視力障害に至ってしまいます。完全に光を失うことはありませんが、社会的失明の状態**になってしまうのです。

私たちは、あまり意識することなく、目からの情報に頼って生活しています。目から得る情報は情報量が多く、視力が低下すると、日常生活は著しく不便なものになってしまいます。

進行が早い「滲出型」は日本人に多く、進行が遅い「萎縮型」は欧米人に多い

異常な血管が発生することで発症する「滲出型」

加齢黄斑変性には、「新生血管」と呼ばれる**本来存在しない異常な血管が発生することで起こる「滲出《しんしゅつ》型」**と、網膜のいちばん外側の部分にある**網膜色素《しきそ》上皮《じょうひ》細胞やその周辺組織が縮むことで起こる「萎縮《いしゅく》型」**の2つのタイプがあります。

どちらも加齢が関係していますが、変性のしくみも進行のしかたも異なります。

なお、滲出型は日本人に多く、萎縮型は欧米人に多いタイプです。

滲出型は、網膜の外側にある「脈絡膜」から発生し、網膜に向かって伸びていく新生血管が非常にもろく、血管壁から血液成分が漏れ出したり、破れたりするので進行が早いという特徴があります。

一方、萎縮型は、黄斑部の視細胞がゆっくりと冒されていく病気です。萎縮が中心窩に及ばなければ視力は保たれます。

加齢黄斑変性のタイプ

萎縮型

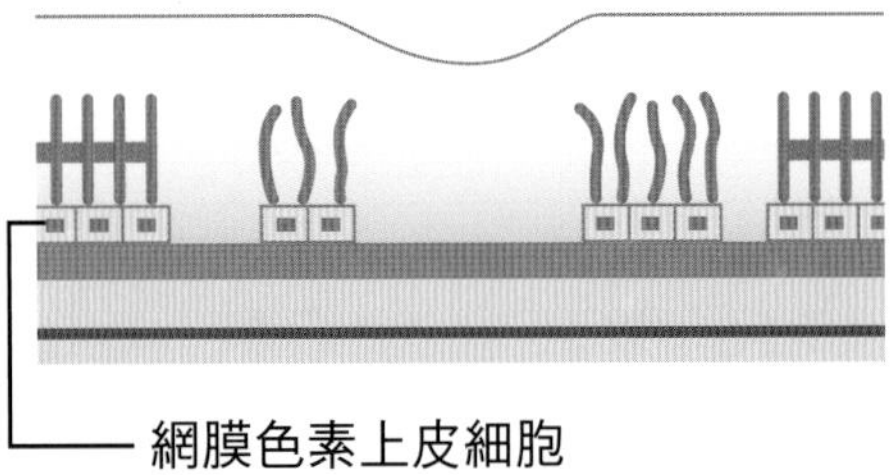

網膜色素上皮細胞や周辺組織などが萎縮し、黄斑部の視細胞が死滅するタイプ

滲出型

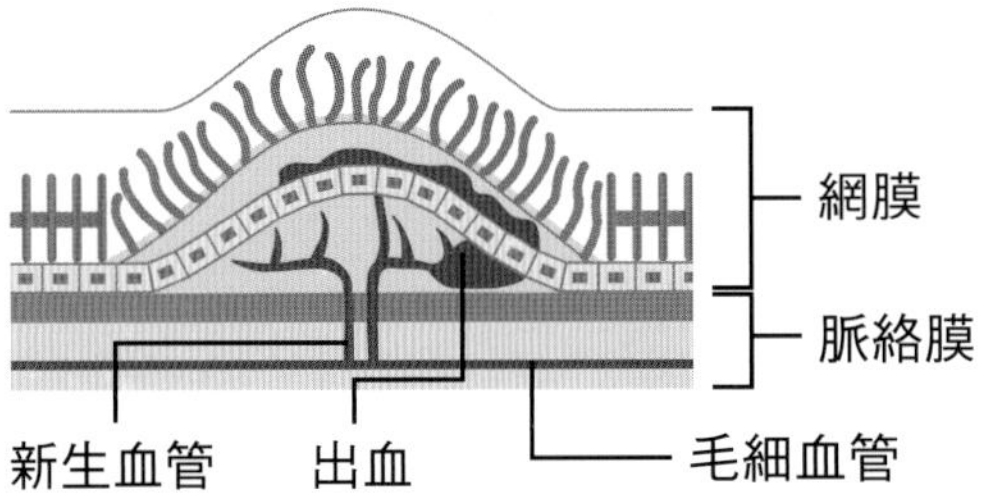

脈絡膜の毛細血管から新生血管が増殖し、出血や滲出が起きるタイプ

紫外線、喫煙、ストレス…加齢以外にも危険因子が

加齢黄斑変性がなぜ起こるのかは、まだはっきりとわかっていませんが、加齢が深くかかわっていることは間違いないようです。

しかしそれ以外にも、さまざまな危険因子があります。

まずは「遺伝的素因」により、発症しやすいことがわかってきました。

遺伝的素因があったとしても、必ず発症するわけではありませんが、素因のない人と比べると可能性は高くなります。

家族に加齢黄斑変性を患った人がいる方は、注意が必要です。

それ以外にも、喫煙習慣や肥満、高血圧といった生活習慣病が発症のリスクを高くするということも報告されています。

また、ストレス、生活リズムの乱れ、心疾患、偏った食事なども、発症のリスクを高めるといわれています。

日本人より欧米人に患者が多いのは、目の色（虹彩の色）が薄いからだとも推測されています。

加齢以外の危険因子

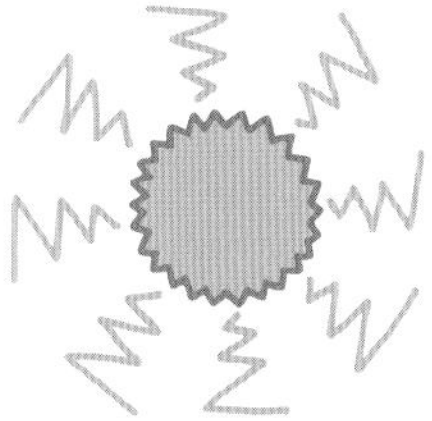

- 加齢（50歳以上）
- 紫外線
- 喫煙
- 野菜不足の偏った食事
- ストレス
- 血縁者に加齢黄斑変性の人がいる
- 生活リズムの乱れ
- 生活習慣病
- 心疾患

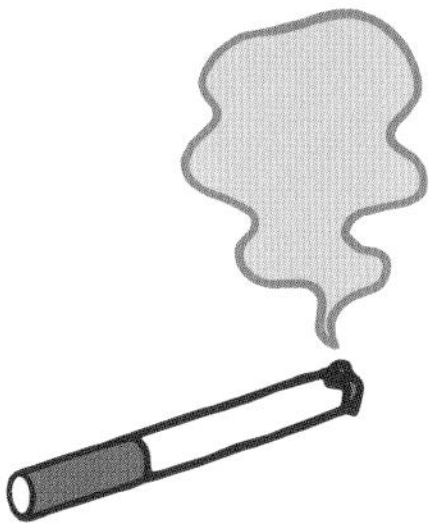

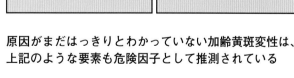

原因がまだはっきりとわかっていない加齢黄斑変性は、上記のような要素も危険因子として推測されている

滲出型の主な治療法は、眼球注射か、レーザー照射か、その組み合わせか

約1分の注射で終了する画期的「抗VEGF療法」

萎縮型の場合、有効な治療法はまだ確立されていないことと進行の遅さから、定期的な検査と経過観察が治療の基本となります。

滲出型の治療は、「抗VEGF療法」「光線力学療法（PDT）」「レーザー光凝《ぎょう》固《こ》術《じゅつ》」の3種類があり、単独あるいは組み合わせて行います。

これまでの滲出型の治療は、レーザーの照射などで進行を抑制する方法が主流でした。しかし近年、画期的な新薬の開発によって**「抗VEGF療法」が第一選択肢**になりました。

VEGFとは、新生血管の成長を促す血管内皮《けっかんないひ》細胞増殖因子《さいぼうぞうしょくいんし》という物質です。VEGF阻害剤にはこの物質の働きを抑える作用があり、直接注射して、新生血管を退縮させるというのが抗VEGF療法です。注射は1分ほどで終了し、**入院の必要もなく、患者の負担が小さい治療**といえます。

眼球注射（抗VEGF療法）の流れ

1 麻酔

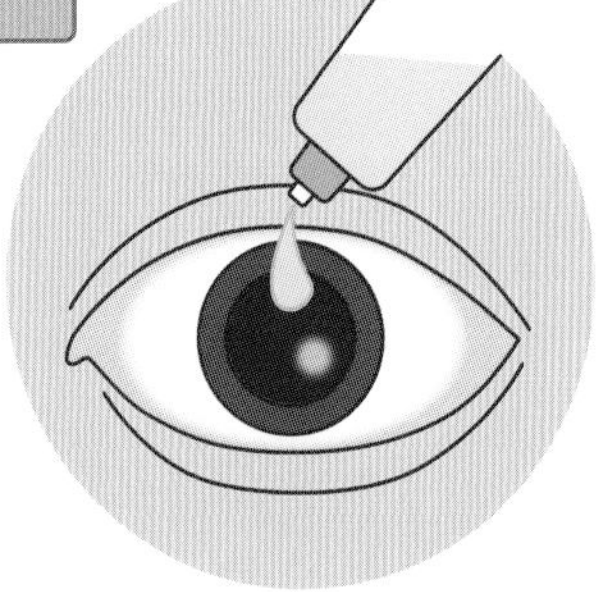

点眼か眼球表面への注射で麻酔をする

2 硝子体に注射

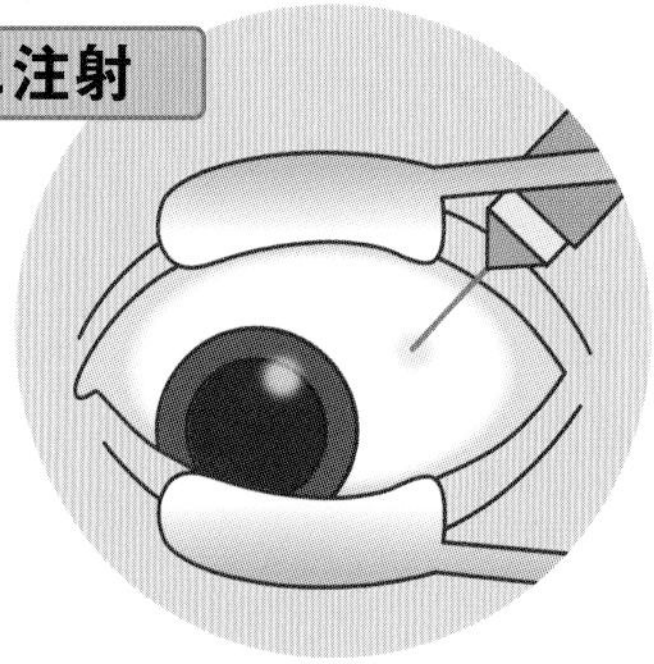

まぶたを閉じないように開瞼器をつけ、白目側から硝子体にVEGF阻害剤を注射する

新生血管を、レーザーで閉塞させる、焼き固める

「光線力学療法（ＰＤＴ）」とは、薬とレーザーを組み合わせて新生血管内に活性酸素を発生させ、血栓《けっせん》をつくり、血管を閉塞させる治療法です。１回の治療で新生血管を退縮させるのは難しく、何回か繰り返し治療を行います。

なお、初めてこの治療を受ける場合、厚生労働省の指導により数日間の入院が義務づけられています。これは治療に使用される薬が、レーザー以外の強い光にも反応する性質を持ち、光過敏症を起こすことがあるからです。退院後しばらくは直射日光などに気をつける必要があります。

「レーザー光凝固術」とは強いレーザーで新生血管を焼き固める治療法です。照射した部分の正常な組織も破壊されるため、新生血管が中心窩に及ぶ場合は適用できません。しかし、抗ＶＥＧＦ療法やＰＤＴと違い、１回で新生血管を閉塞することができます。

ただし、やはり再発のリスクはあるため、定期的な検査を根気よく受け続ける必要があります。なお、治療にかかる時間が短く、入院の必要もないので外来で受けられます。

レーザー照射（光線力学的療法）の流れ

1 薬を点滴

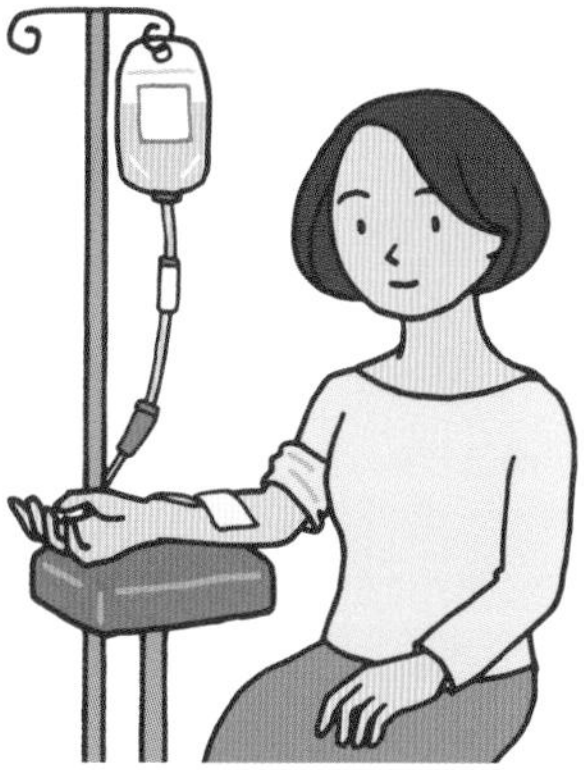

「ベルテポルフィン」という光に反応する薬を点滴する

2 レーザーを照射

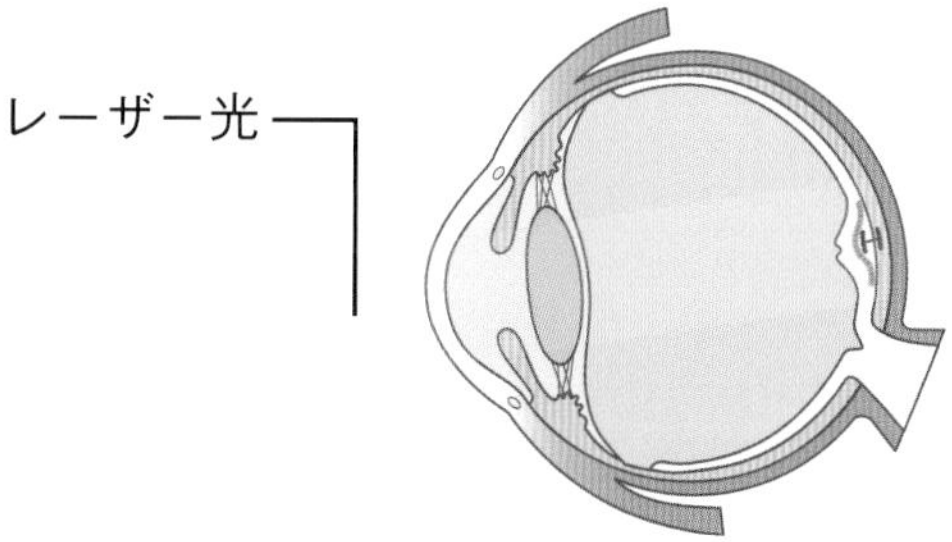

新生血管を目がけて、出力の弱いレーザーを約1分30秒照射する

PART4

「網膜裂《れっ》孔《こう》・網膜剥《はく》離《り》」いますぐチェック！

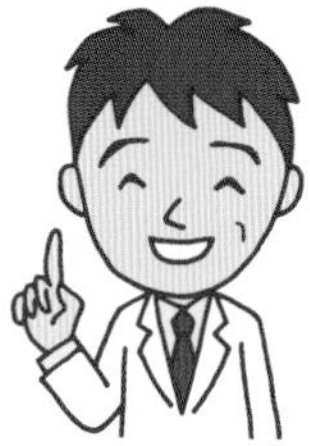

Check 飛蚊症・光視症・視野欠損チェック

次のような症状はありませんか？

☑ 蚊が飛んでいるように見える

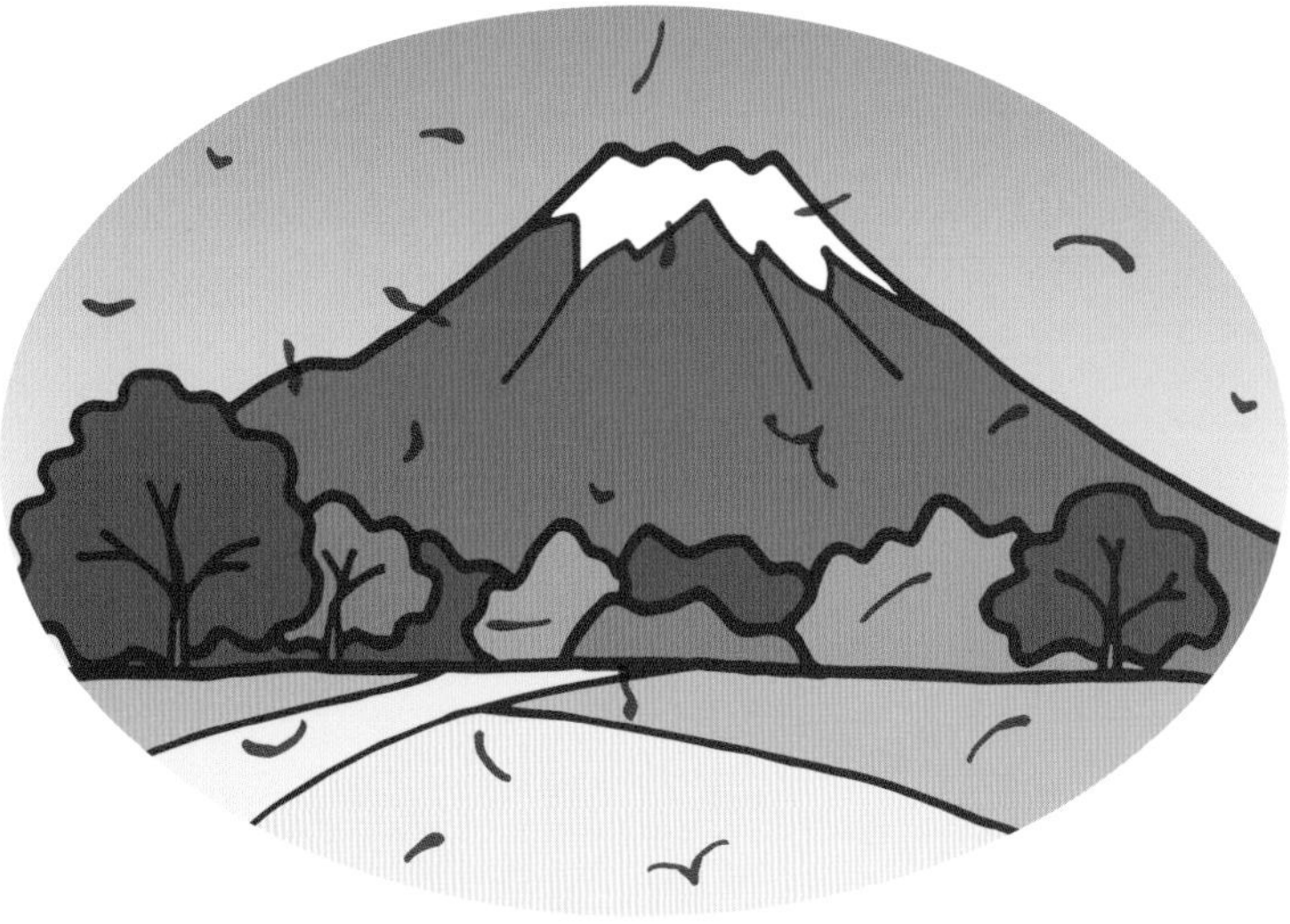

チカチカと光が点滅することがある

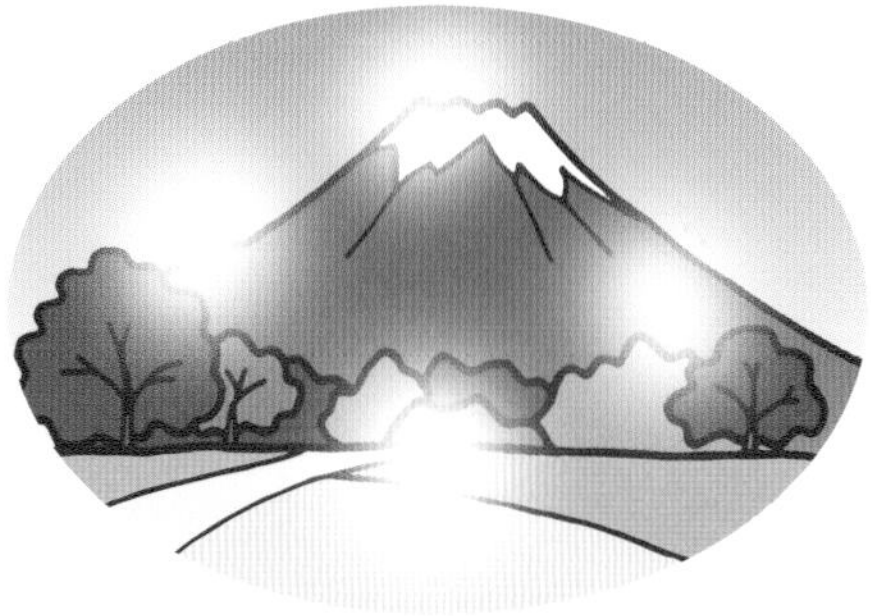

視野が欠ける

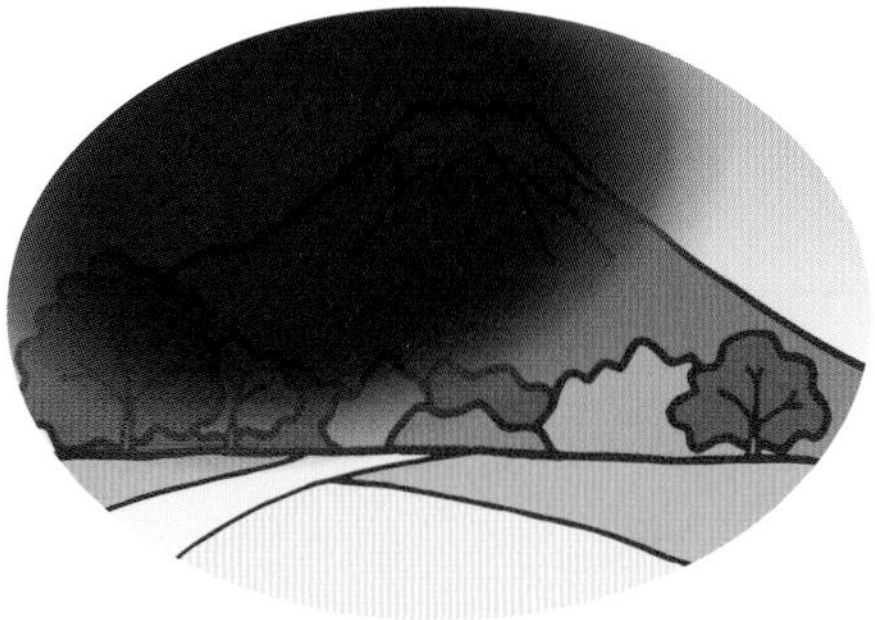

急激に視力が低下する

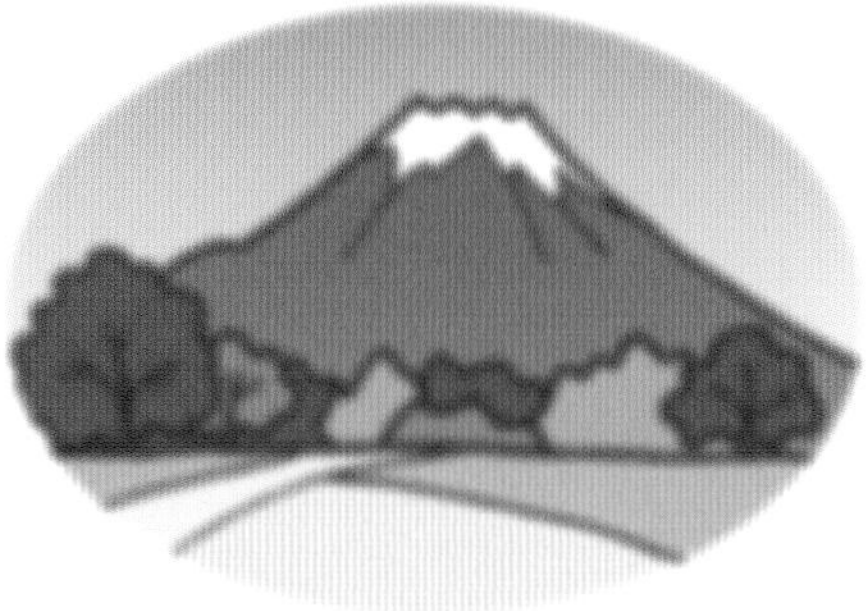

※いずれかの症状がある人は、網膜裂孔・網膜剥離の可能性があります。

網膜裂孔・網膜剥離になると網膜が傷つき、黒いものがちらつく

網膜裂孔・網膜剥離が起こるしくみ

網膜裂孔

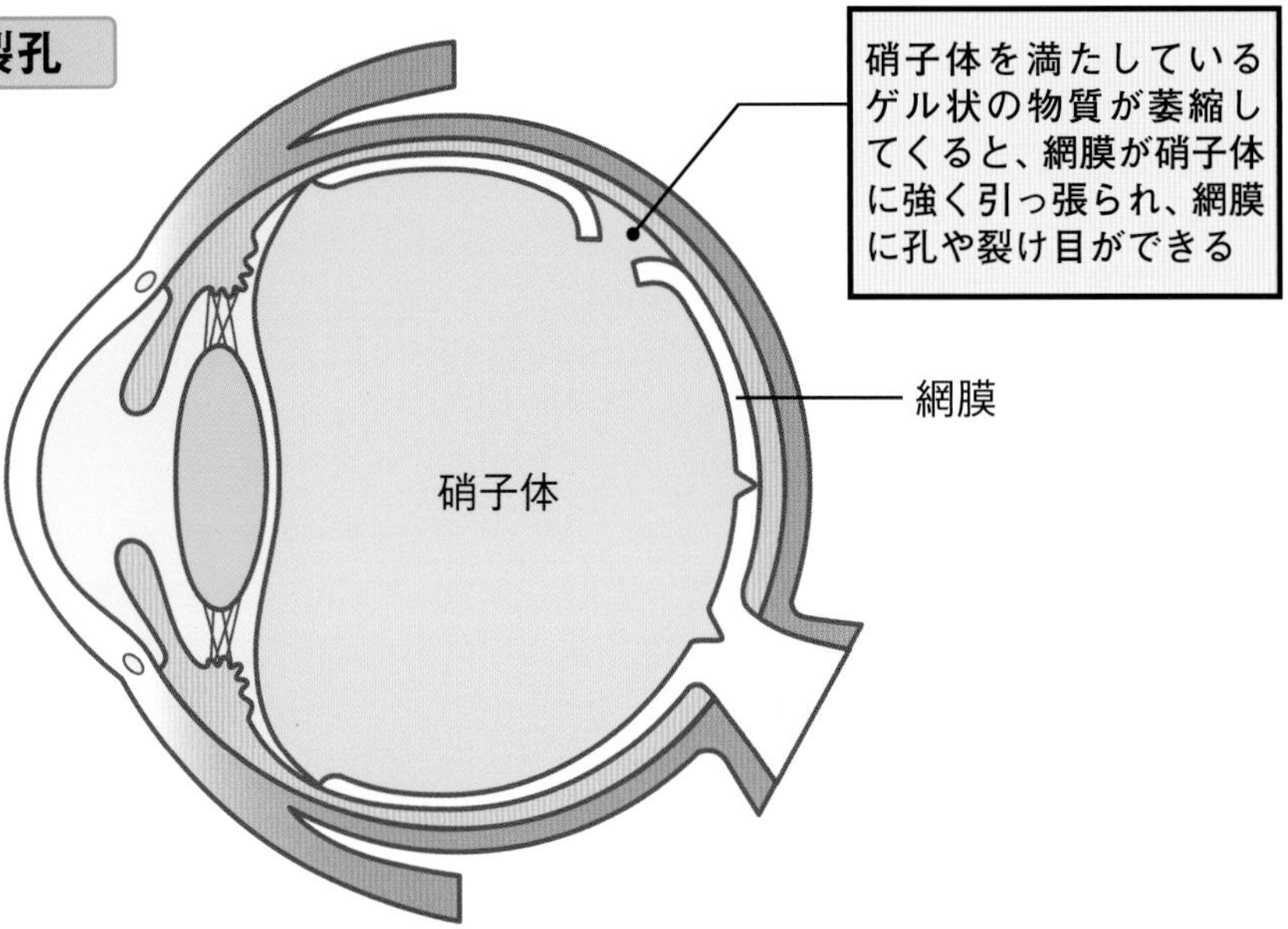
硝子体を満たしているゲル状の物質が萎縮してくると、網膜が硝子体に強く引っ張られ、網膜に孔や裂け目ができる
網膜
硝子体

網膜剥離

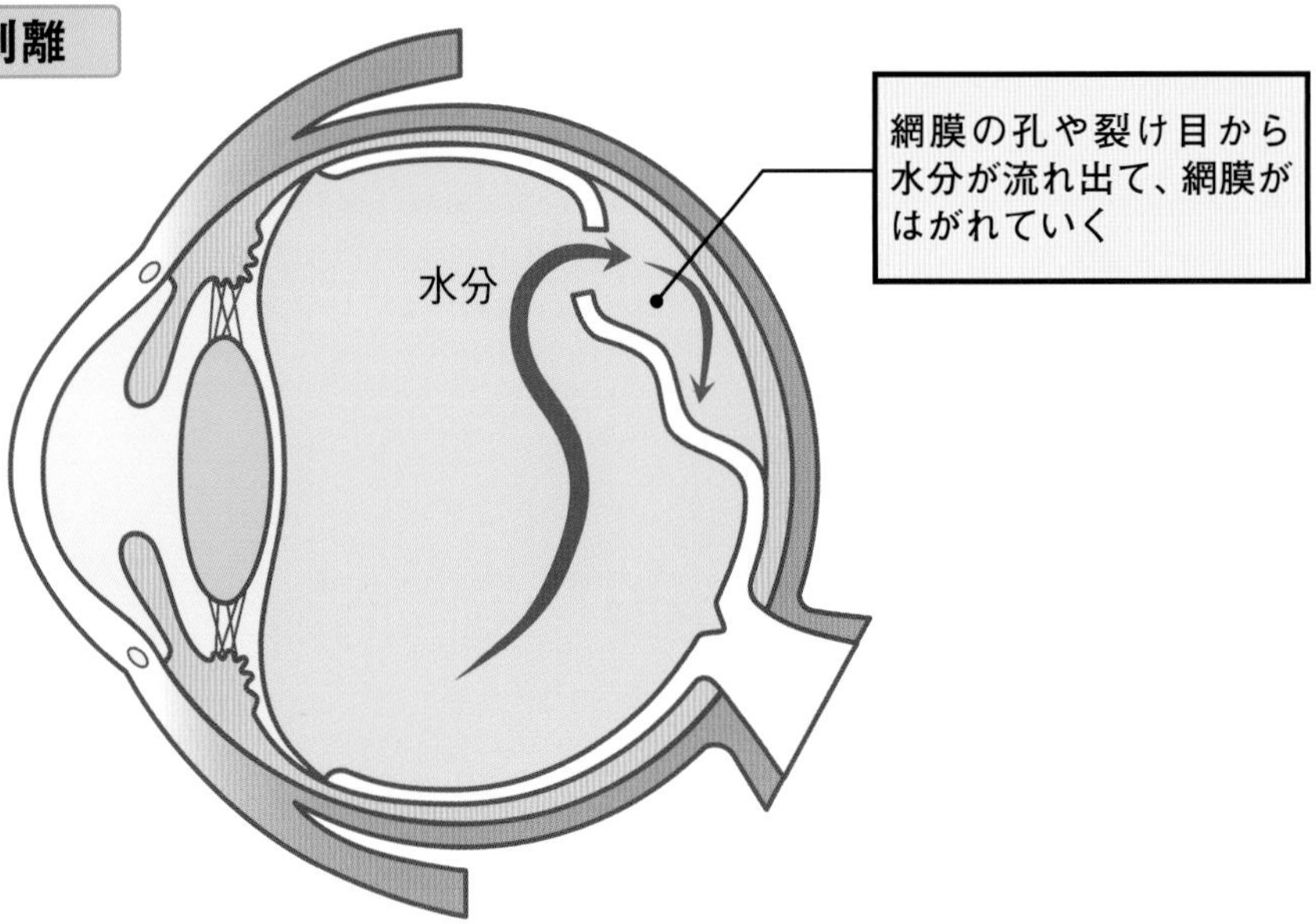
網膜の孔や裂け目から水分が流れ出て、網膜がはがれていく
水分

ボクシング選手に網膜剥離が多い理由

眼球の中身にある硝子体《しょうしたい》は、ゲル状の物質で満たされ、眼球の形を保っています。これが加齢とともに水分とゲル状の部分に分離し、ゲル状部分が萎縮してくると、網膜との接着部分がはがれ、硝子体は網膜から離れます。

これが「後部硝子体剥離《こうぶしょうしたいはくり》」。その結果、網膜が硝子体に強く引っ張られ、網膜に裂け目や孔《あな》が開いたりするのが「網膜裂孔《もうまくれっこう》」です。そして、裂け目や孔から水分が網膜の外側に流れ出て網膜がはがれていくのが「網膜剥離《もうまくはくり》」です。

他の要因で網膜剥離が起きる場合もあります。たとえば、ボクシング選手が網膜剥離になってしまうことは有名ですが、これはパンチの**衝撃によって硝子体が動き、網膜との接着部分が強く引っ張られてしまう**ことが原因です。また、**強度の近視や遺伝的な素因などによって網膜に萎縮性の孔が生じる**こともあります。

若い人の網膜剥離は、外傷やこのような網膜変性によって起こる場合がほとんどで、50歳以降の人たちに加え、20代の若い人たちに網膜剥離が多い理由でもあります。

急激な視力の低下は、網膜剥離の重要なサイン

硝子体や網膜に異常が起こると、特徴的な症状が現れます。代表的なものが**ゴミや虫のような影が見える「飛蚊症《ひぶんしょう》」**です。

これは特に心配のない生理的なものと、網膜裂孔に伴うものがあります。飛蚊症の多くは特に治療の必要のないものですが、網膜裂孔によるものは、網膜からの出血により、視野の一部に影がはっきり見えたり、幕が下りたように黒っぽいものが大量に見えたりするので、注意してください。

また**暗い部屋のなかにいるのに、視野の端に光が走ったり、点滅して見えたりする**ことがあります。これは「光視症《こうししょう》」といって、網膜が引っ張られ、神経細胞が刺激されて起こる現象で、網膜裂孔のサインとなることがあります。

さらに、網膜剥離が起きると、**はがれた部位に応じて「視野欠損《しやけっそん》」**が起こります。また視力が急激に低下したら、網膜剥離がものを見るために大切な黄斑部に及んでいる可能性があります。

これらが網膜裂孔・網膜剥離の発症を教えてくれる重要なサイン。気がついたら、すぐに検査を受けてください。

早期発見なら、外来治療で視力も見え方もほぼ回復する

早い段階の網膜裂孔なら、レーザーで孔をふさぐ

網膜裂孔も網膜剥離も早期に治療をすれば、障害を残さずに回復することができます。

治療は、網膜裂孔の段階なら「レーザー治療」が、網膜剥離に対しては「強膜《きょうまく》バックリング手術」や「硝子体手術」が行われます。

網膜裂孔の段階で行うレーザー治療は、**孔の周囲にレーザーを照射して焼き固める「レーザー光凝固手術」**です。瘢痕《はんこん》というやけどの痕のような状態をつくり、網膜を接着させて孔をふさぎます。

点眼麻酔後に特殊なコンタクトレンズを装着して行い、治療は10分程度で痛みはほとんどありません。入院の必要もなく、外来で受けることができる治療です。

ただし、瘢痕ができて孔がふさがるまで2～3週間かかります。それまでの間は激しい運動を避けるようにしましょう。

網膜裂孔のレーザー手術

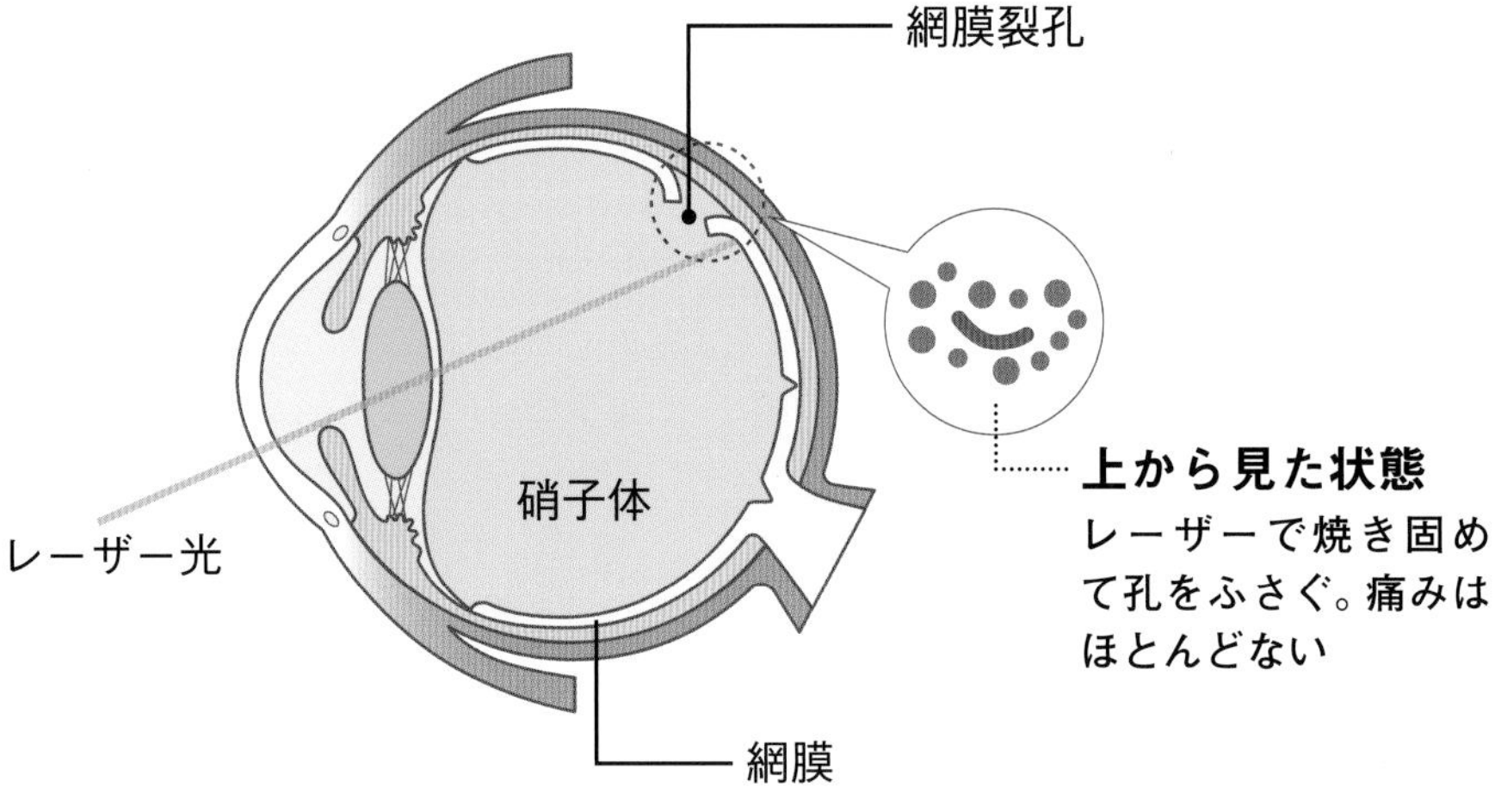

2種類の網膜剥離手術で はがれた網膜を再接着

「強膜バックリング手術」とは、「バックル」と呼ばれるシリコンスポンジを用いた手術のことです。眼球外側の強膜の上から、**シリコンスポンジを縫いつけて眼球を内側に凹ませることで、はがれた網膜を再接着**させます。

この治療は若い人の網膜剥離に行われることが多い手術。

若い人の眼球は、弾力があるため、外側から圧迫すると、内側から押し戻す力が働き、はがれた網膜がくっつきやすいからです。

「硝子体手術」は、中高年の網膜剥離に対してよく行われます。**萎縮して網膜を引っ張っている硝子体を切り離し、吸引して取り除く手術**で、強膜バックリング手術より新しい治療法です。

特殊なガスを眼球内に注入し、ガスの浮力を利用して、はがれた網膜を元の状態に戻します。この治療方法を「ガスタンポナーデ」といいます。ガスは上に溜まりやすいため、術後はしばらくうつ伏せの姿勢を維持する必要があります。

なお個人差はありますが、**どちらの手術も1～2週間程度の入院が必要**です。

網膜剥離の手術

強膜バックリング手術

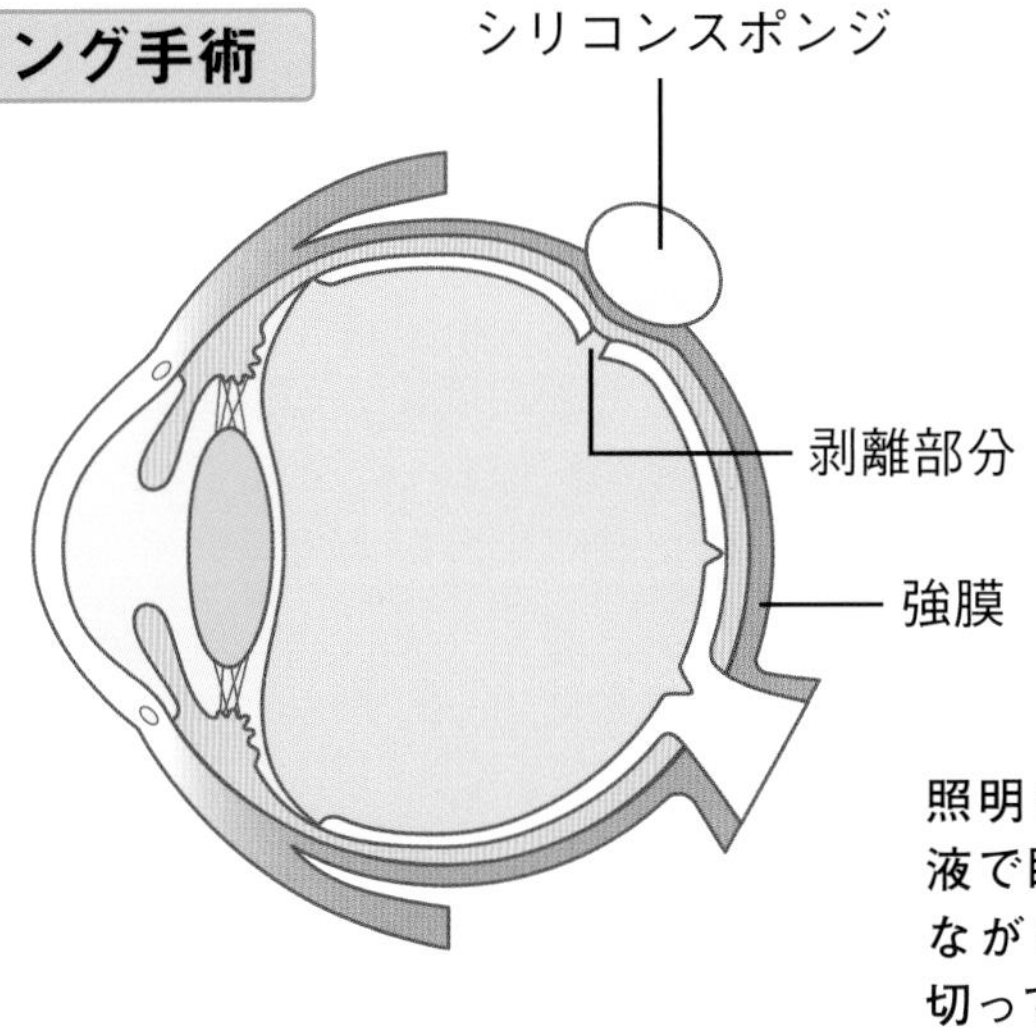

眼球外側の強膜の上からシリコンスポンジを縫いつけて、はがれた網膜を再接着させる

硝子体手術

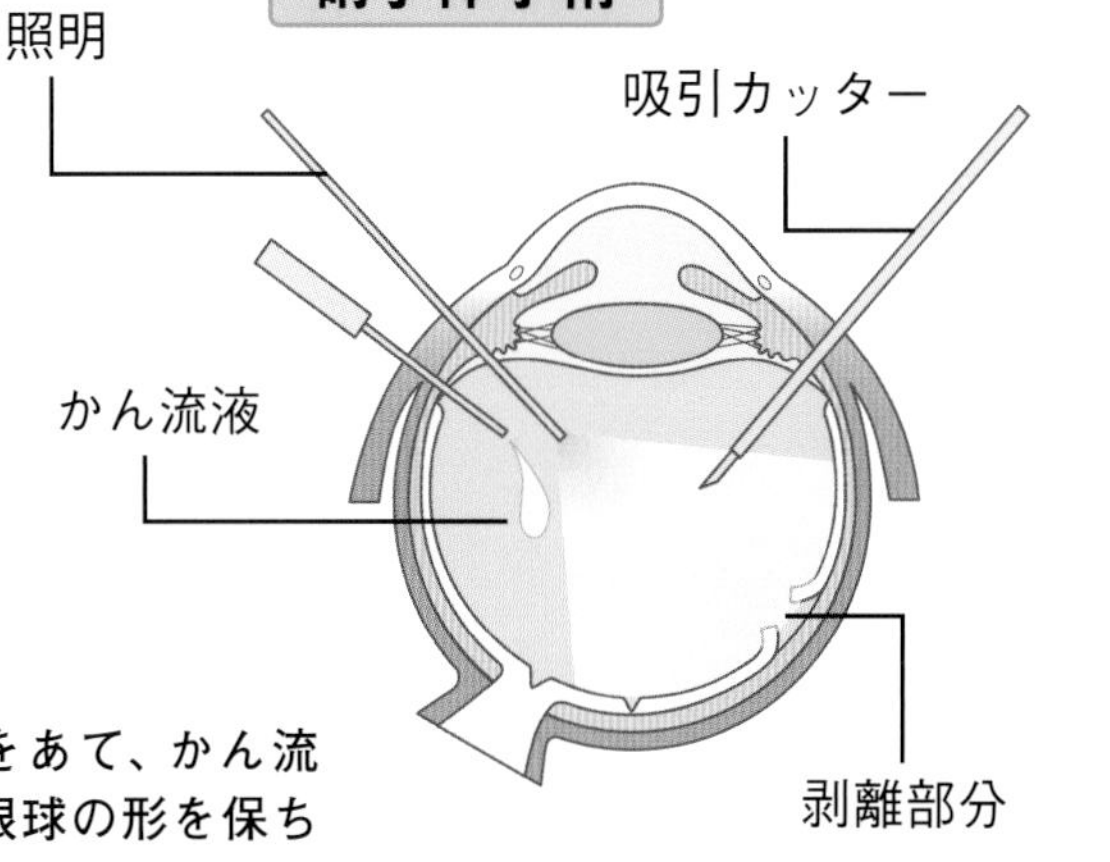

照明をあて、かん流液で眼球の形を保ちながら、カッターで切って吸引する

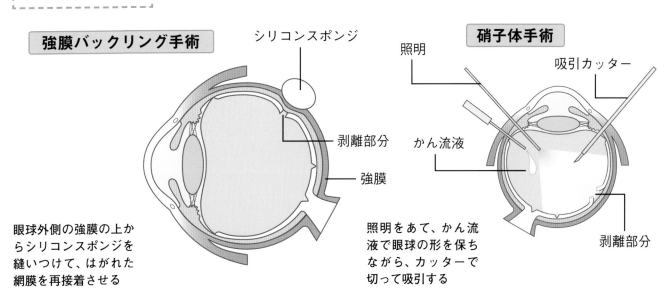

PART5

いますぐ「ドライアイ」チェック!

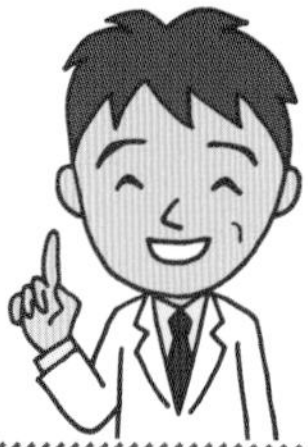

Check 1 まばたきチェック

10秒間まばたきをがまんできますか?

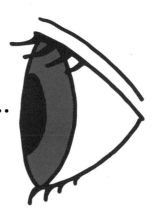

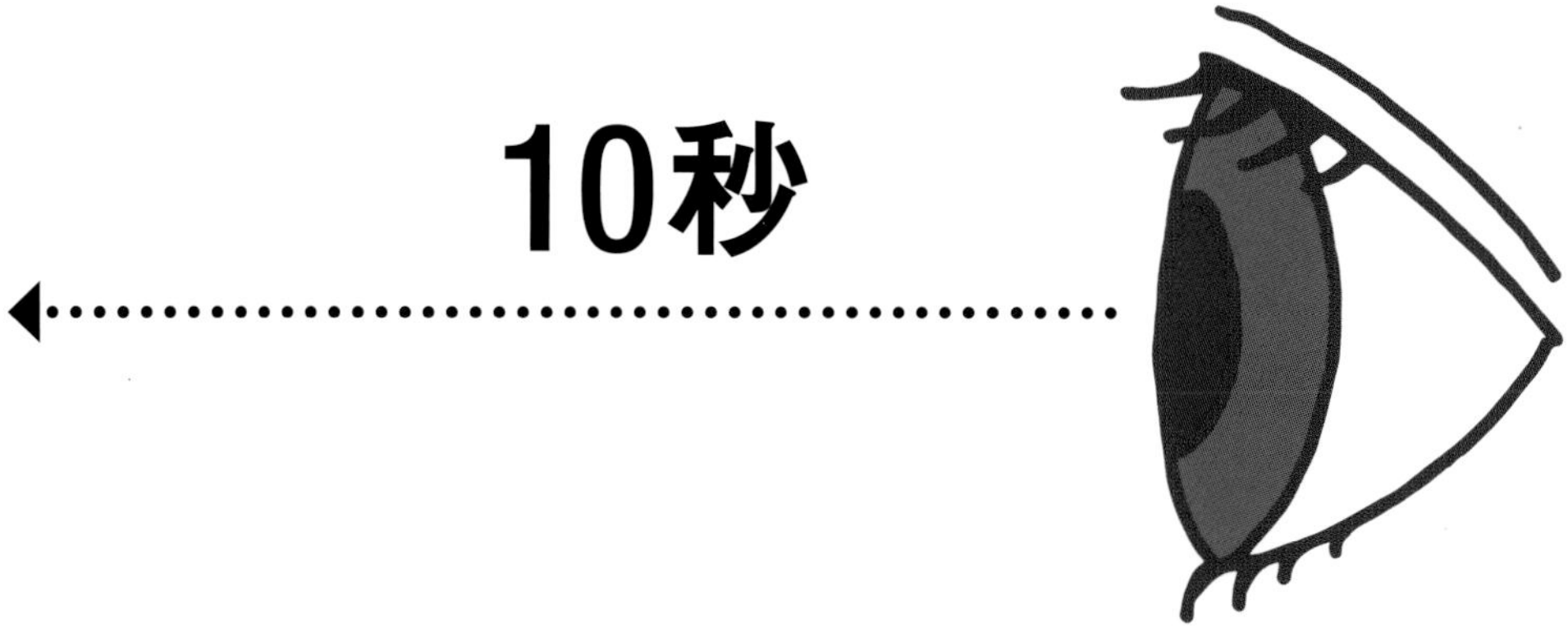

※10秒がまんできないときは、ドライアイの可能性があります。

Check2 症状セルフチェック

次のような症状はありませんか?

- 光を見るとまぶしい
- 目が疲れやすい
- 目に不快感がある
- 目が乾いた感じがする
- 目がゴロゴロする
- 目が赤くなりやすい
- 涙が出にくい
- 目がしょぼしょぼしてかすむ
- 目を開けているのがつらい
- 長時間のパソコンを使った作業がつらい

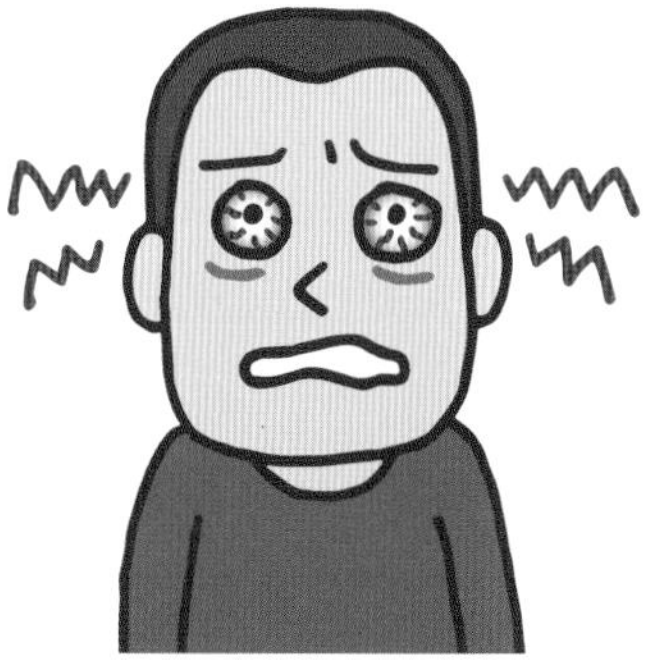

※上記にチェックがついた人は、ドライアイの可能性があります。

ドライアイになると目の表面が乾き、目に痛みを感じる、疲れやすくなる

ドライアイが起こるしくみ

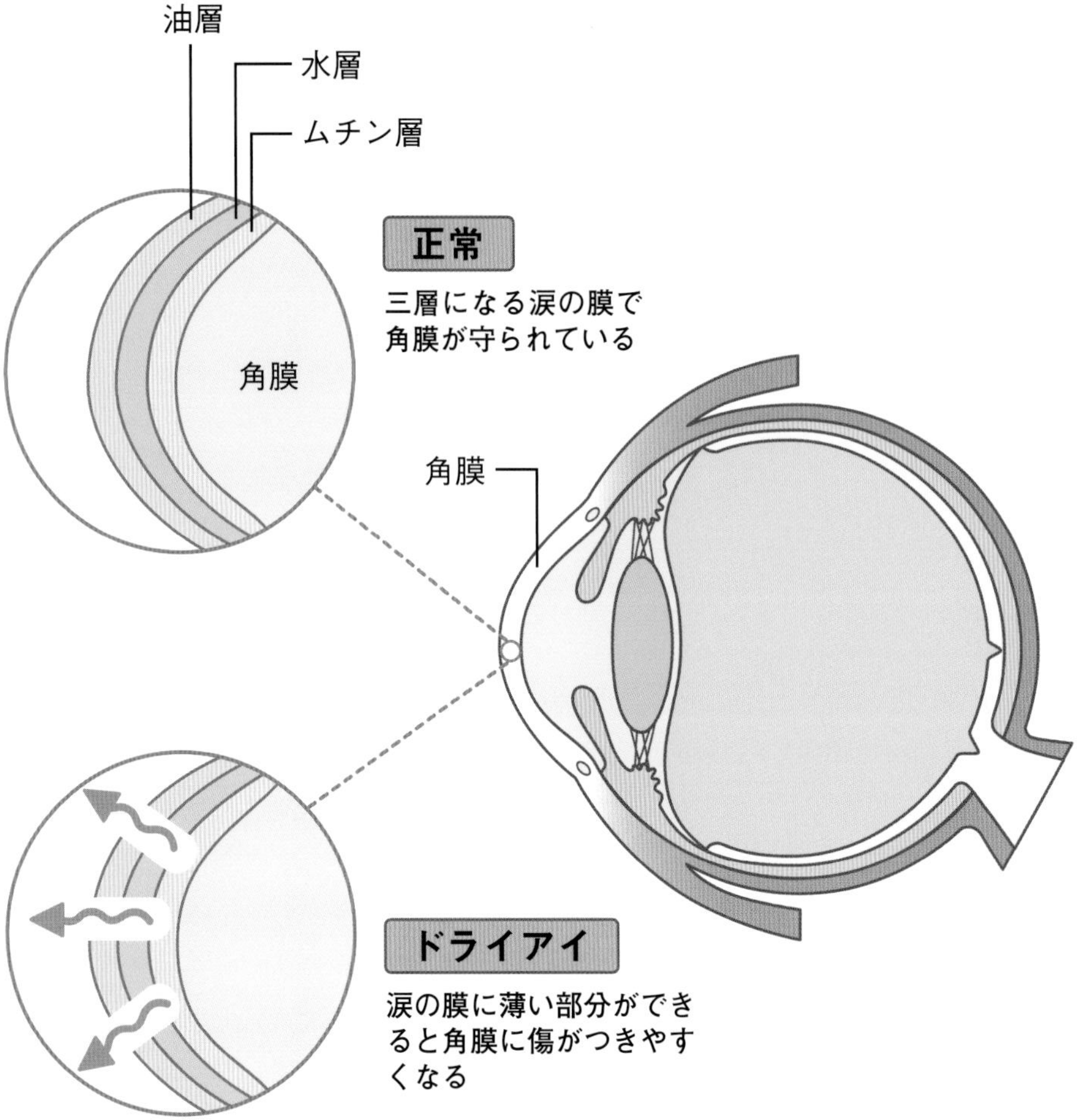
油層
水層
ムチン層
角膜
正常
三層になる涙の膜で角膜が守られている
角膜
ドライアイ
涙の膜に薄い部分ができると角膜に傷がつきやすくなる

目の表面を守っている涙の分泌量が減ったり、涙の蒸発を防ぐ油層が薄くなったりすると、目の表面が乾きやすくなる

涙の分泌量が減少して、目の表面が乾く

ドライアイは、目の酷使による疲労と思われがちですが、**涙の分泌量の減少や質の低下によって目の表面が乾燥してしまう立派な病気**です。

目の表面は、つねに涙の薄い膜で覆われていて、涙には「目の乾燥を防ぐ」「目に酸素や栄養を供給する」「汚れや細菌を洗い流す」などの大切な役割があります。しかし涙の分泌量が減ったり、涙の蒸発を防ぐ油分が少なくなるなど、涙の質が低下したりすると、目の表面が乾燥しやすくなります。

たとえ涙の量が十分でも、油層をつくるマイボーム腺の異常があった場合、ドライアイの症状を呈することがあります。

乾燥の大きな原因は生活環境にもあります。**エアコンやコンタクトレンズの装用、車の運転、スマートフォンやパソコンを見つめることなども、目の乾燥を招いている**のです。

目の表面が乾燥すると、涙によって保護されていた角膜が荒れ、「目の乾き」以外にも「ゴロゴロする」「痛い・重い」「開けているのがつらい」「疲れやすい」「しょぼしょぼしてかすむ」「光がまぶしい」などの症状が現れてきます。

日常生活の改善でドライアイは軽減できる

ドライアイが疑われる場合、涙の量を調べる「シルマーテスト」、目の乾燥を調べる「BUT検査」、ドライアイの重症度を判定する「染色検査」などが行われます。**治療の基本は、点眼薬を用いて目の乾燥を防ぐこと**です。

点眼薬は「人工涙液」や「ヒアルロン酸」を含むものが用いられます。人工涙液は涙に近い成分で、目の表面を潤し、汚れを洗い流す効果があります。ヒアルロン酸は涙を目の表面に留めて乾燥を防ぐ作用があります。

点眼薬で改善しない場合は、涙の排出口である涙点に栓をして流出を抑制する「涙点プラグ」を使用することもあります。

点眼薬以外にも、たとえば「まばたきを意識する」「加湿器で部屋の湿度を保つ」「パソコンなどの細かい作業の前後に点眼する」「コンタクトレンズは保湿タイプの使い捨てのものを選ぶ」など、日常生活を見直し、目を乾燥させる要因を減らすことも大切です。

なお、**市販の点眼薬を使用する場合は、ドライアイ用で防腐剤が入っていないものを選びましょう。**

PART6

いますぐ「眼《がん》瞼《けん》下垂」チェック！

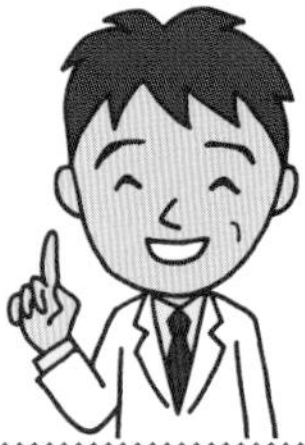

Check 1 症状セルフチェック

次のような症状はありませんか？

- まぶたが重く感じる
- おでこに深いシワが増えた
- 昔に比べ目が小さくなった気がする
- 視野が狭くなったと感じることがある
- まぶたの形がくぼんでいる
- 上まぶたを持ち上げられない

※上記にチェックがついた人は、眼瞼下垂の可能性があります。

Check 2 上まぶたチェック

上まぶたはどこにありますか?

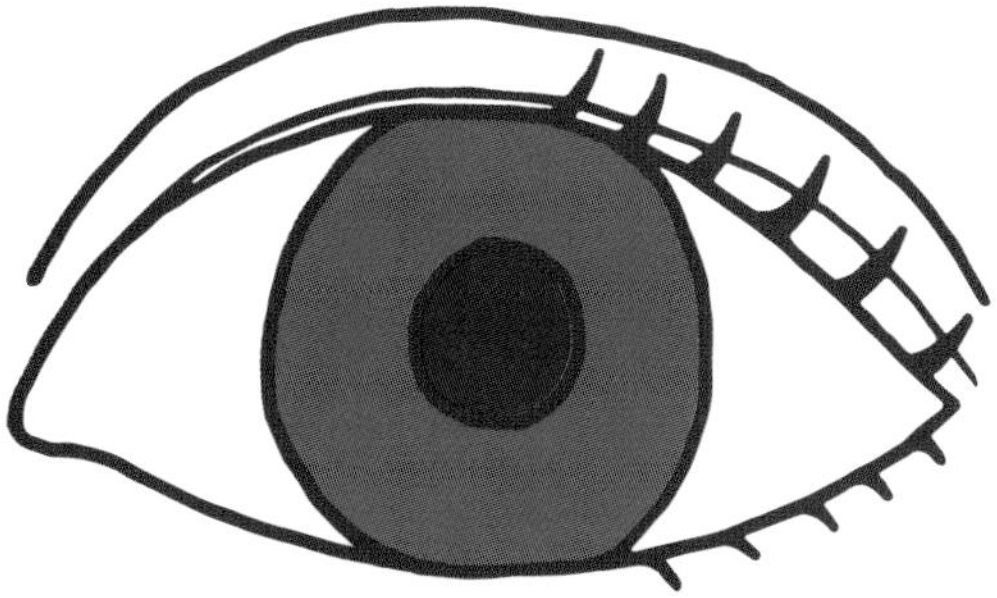

正常

1 軽度の下垂

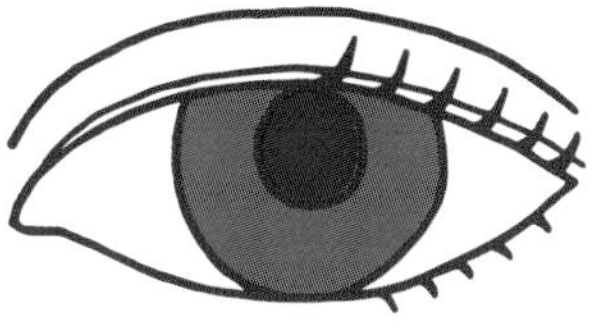

瞳孔の上にまぶた

2 中程度の下垂

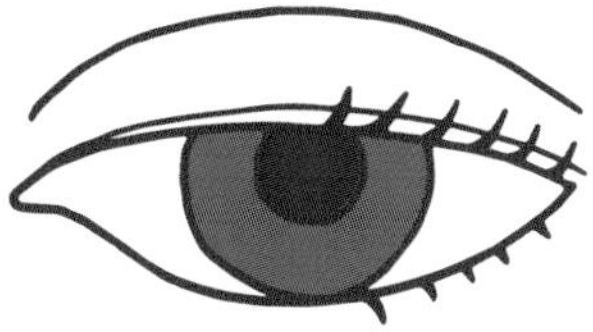

瞳孔の中心より上にまぶた

3 重度の下垂

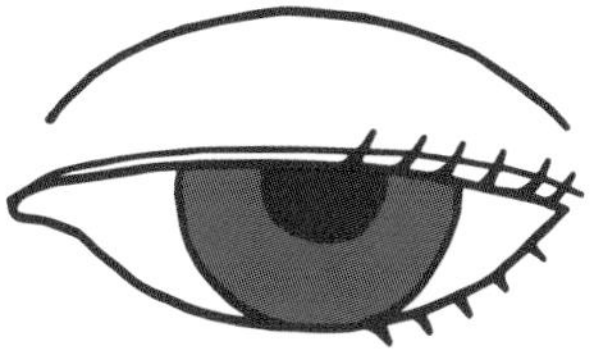

瞳孔の中心より下にまぶた

眼瞼下垂になると上まぶたが下がり、目が開きにくくなり、見た目も悪い

眼瞼下垂が起こるしくみ

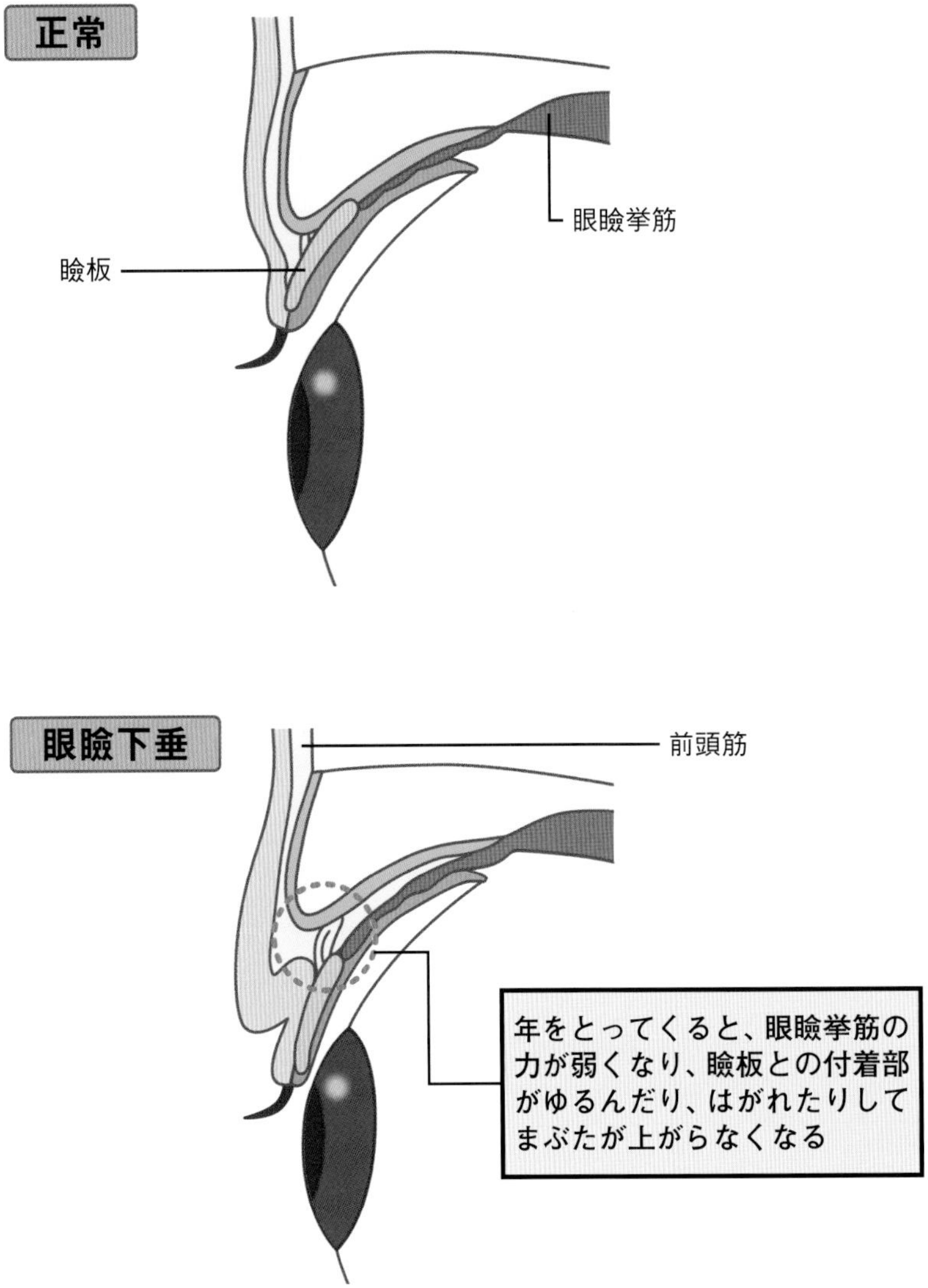
正常
眼瞼挙筋
瞼板
眼瞼下垂
前頭筋
年をとってくると、眼瞼挙筋の力が弱くなり、瞼板との付着部がゆるんだり、はがれたりしてまぶたが上がらなくなる

まぶたを支える筋力は加齢とともに衰える

まぶたの病気によって、視界が遮《さえぎ》られたり、まぶたの開閉がうまくコントロールできなくなったりすることがあります。

たとえば、上まぶたが下がってしまい、目が開きにくくなってしまうのが「眼瞼下垂《がんけんかすい》」という病気です。これには**先天性と後天性があり、後天性で最も多いのは、加齢によるもの**です。正確には「加齢性眼瞼下垂」といいます。

年をとるとまぶたを持ち上げる「眼瞼挙筋」という筋肉の力が弱くなったり、その付着部の組織との結合がゆるんだり、はがれたりすることで、まぶたが上がりにくくなります。

症状は「目が開けられない」「ものが見えにくい」「眠そうに見える」「肩こり」「頭痛」「疲れやすい」などがあります。

高齢者では、まぶたの皮膚だけがゆるんで下がる「眼瞼皮膚弛緩《しかん》症」や、一見、眼瞼下垂に見えるけれどもまぶたを上げる筋肉や腱《けん》には異常のない「偽眼瞼下垂」などと間違えることがあります。適切な治療を行うためにも、きちんと検査をし、正しく病態を理解しておくことが大切です。

視界が気になるなら、手術でまぶたを上げる

治療法は、まぶたを持ち上げる手術を行います。具体的には次のいくつかの方法があります。

まぶたの皮膚のたるみが強く、下垂している場合は、垂れ下がった余分な皮膚と皮下組織、眼輪《がんりん》筋《きん》、脂肪を切除する「眼瞼余剰皮膚切除術」。

まぶたを上げる眼瞼挙筋と、瞼板《けんばん》との間にある腱膜が伸びている場合、伸びている腱膜を折り曲げるように縫って縮める「挙筋前転法（挙筋腱膜修復術、タッキング）」。

上まぶたを持ち上げるのに関係している筋肉には、眼瞼挙筋の他に前頭筋があります。眼瞼挙筋の機能がほとんどなく、上まぶたを上げられない場合には、前頭筋の力を用いる方法があります。前腕の腱や大腿《だいたい》の筋膜を前頭筋と上まぶたの間に移植して、前頭筋の力を利用して上まぶたを持ち上げる「つり上げ術」です。

なお、**眼瞼下垂の手術を行うと、以前よりも目が大きく開き、涙が蒸発しやすくなります**。また、涙を排出するポンプ機能も改善されるため、目が乾き気味になります。これらの症状の多くは、術後半年程度で改善すると報告されています。

PART7

いますぐ「老眼」チェック!

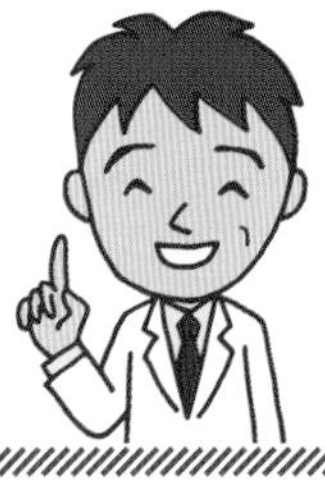

Check 1 症状セルフチェック

次のような症状はありませんか?

- ☑ 近くを見るときに目を細める
- ☑ 夕方になると、ものが見えづらい
- ☑ 夕方になると、目がひどく疲れる
- ☑ 新聞や雑誌を読むときに手を伸ばしている
- ☑ スマートフォンの文字が見えづらい
- ☑ 読書の後、肩こりや頭痛がする

※上記にチェックがついた人は、老眼の可能性があります。

Check 2 近点チェック

人差し指の指紋がくっきり見えるのは何cm?

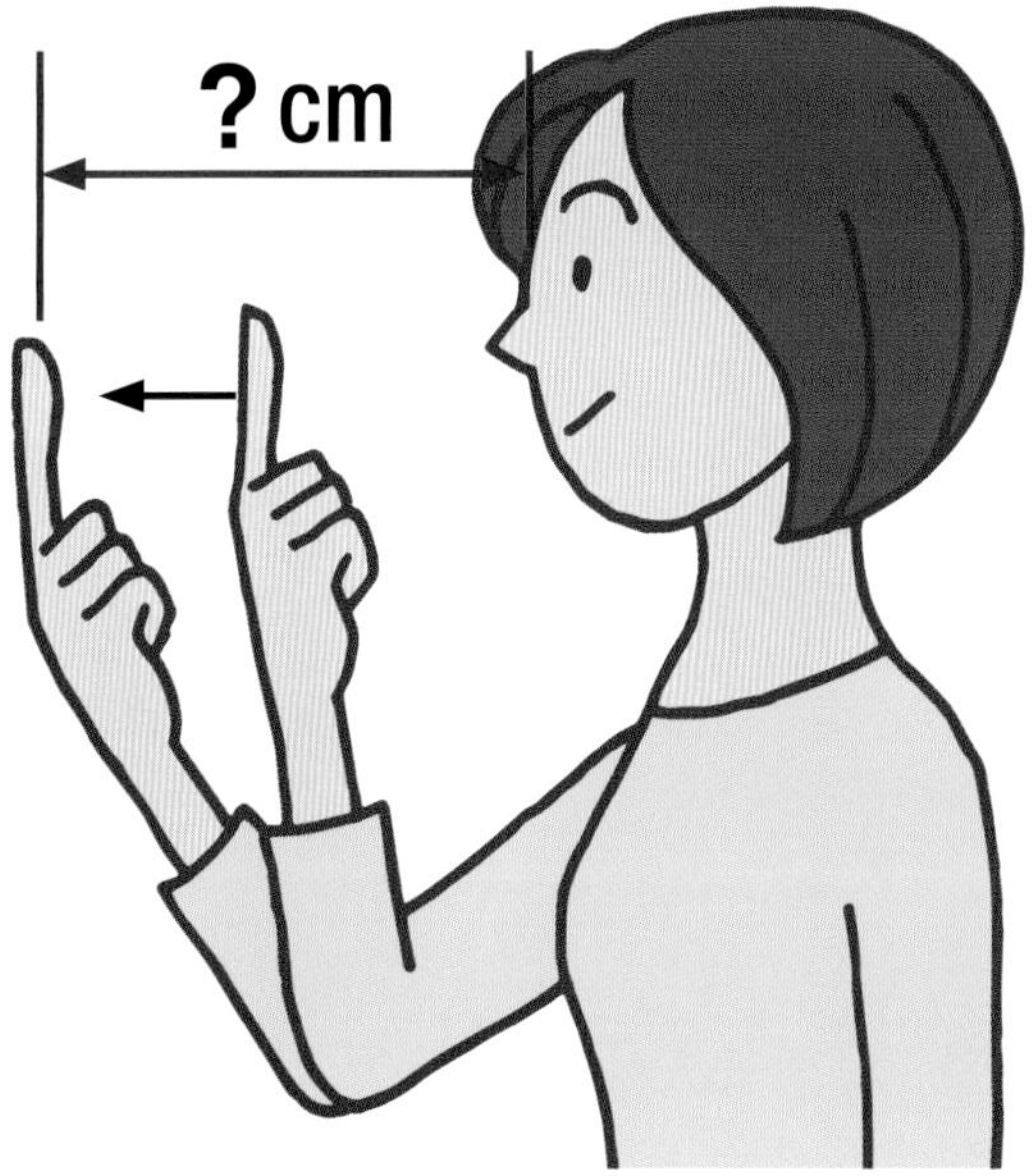

近点距離の目安

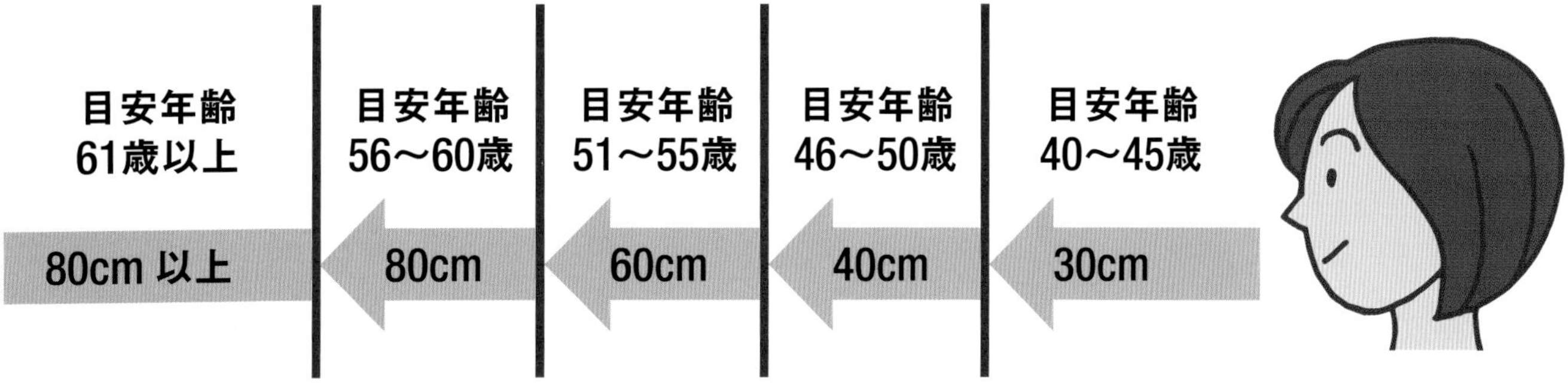

老眼になるとピント調節が衰え、近くのものが見づらくなる

老眼が起こるしくみ

近くを見る

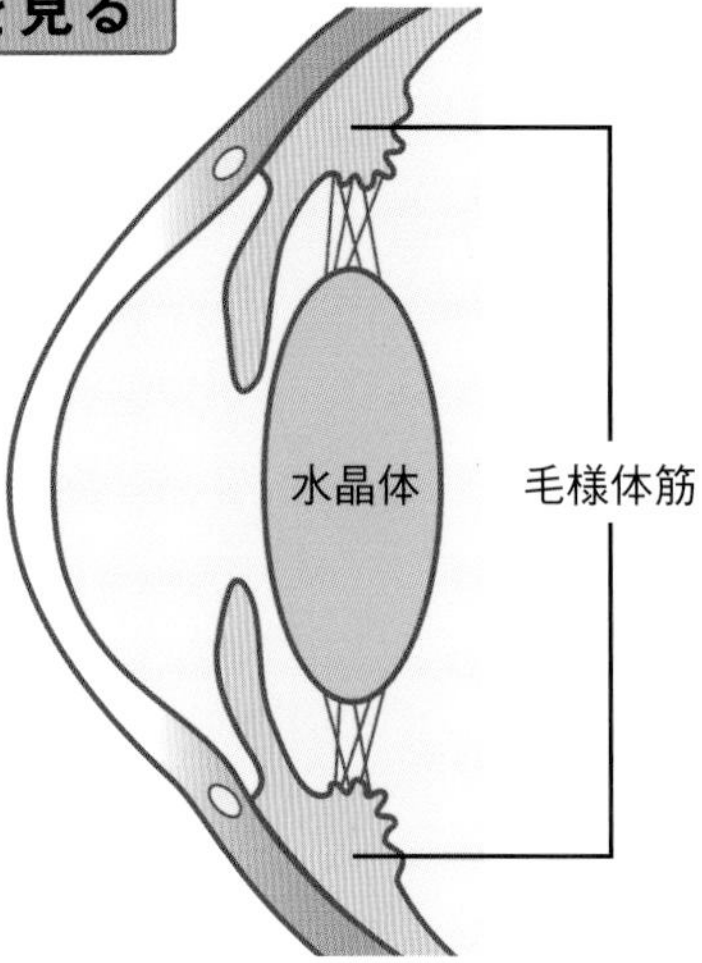

毛様体筋を収縮して水晶体を厚くし、
ピントを合わせる

遠くを見る

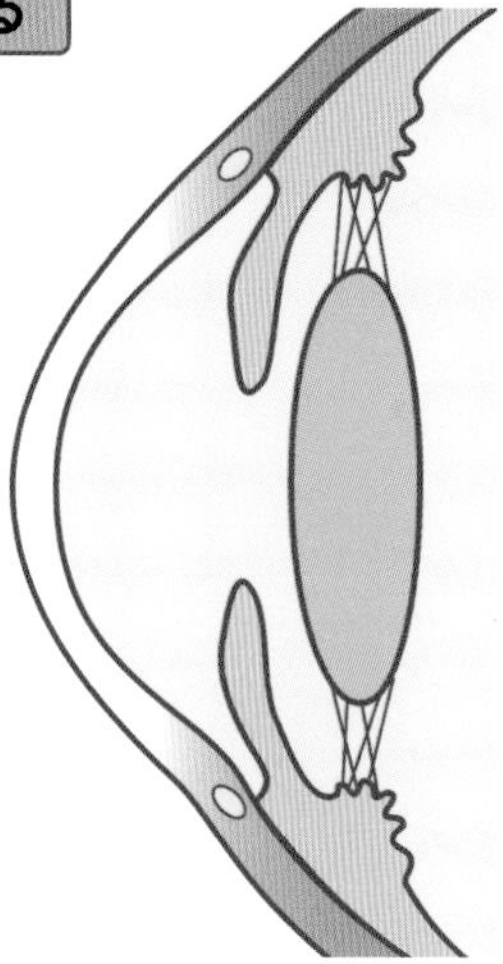

毛様体筋をゆるめて水晶体を薄くし、
ピントを合わせる

老眼で近くを見ると……

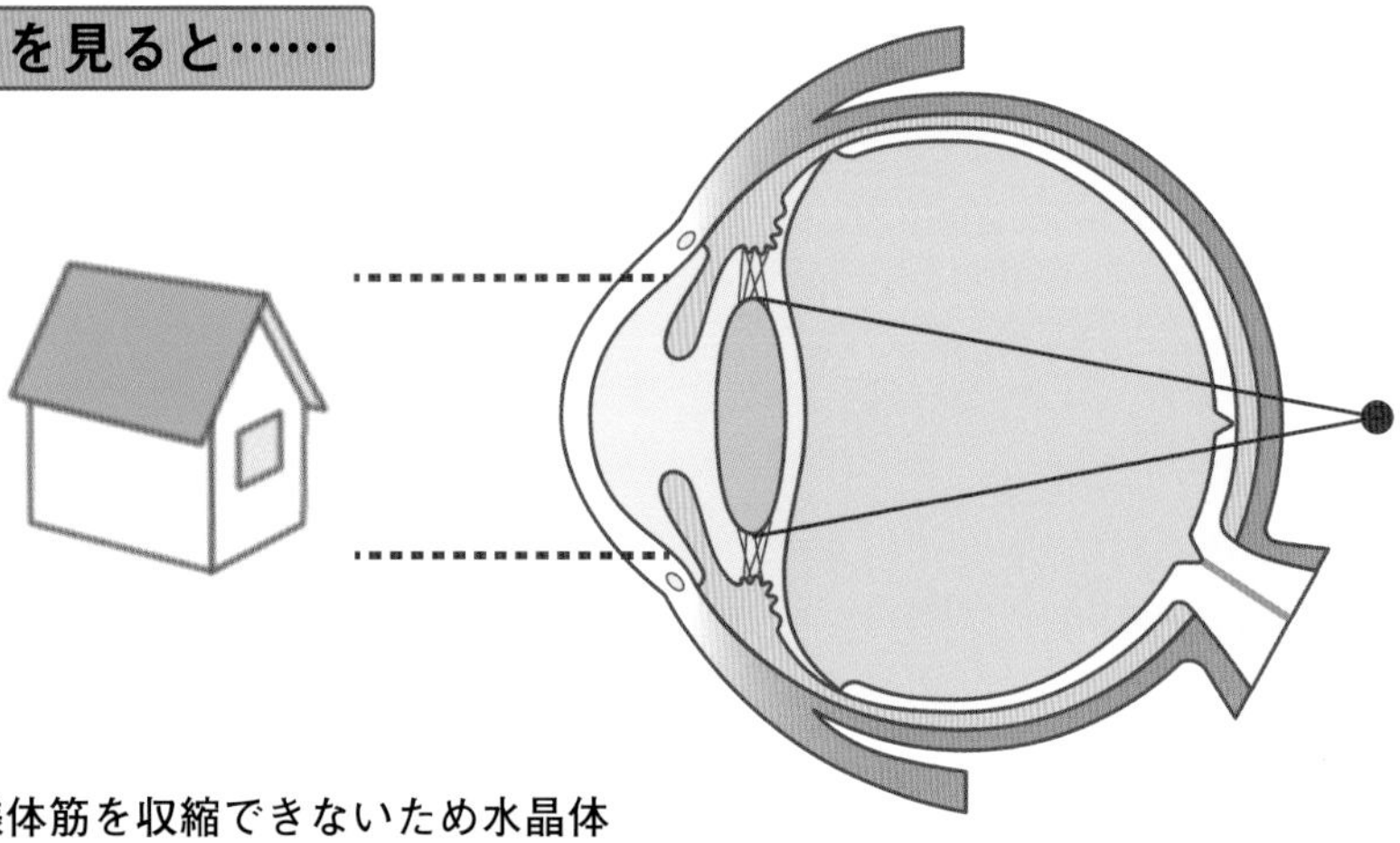

毛様体筋を収縮できないため水晶体
を厚くできない。ピントが合わず、
ものがぼやける

老眼は40代からはじまる誰にでも起こる老化現象

近くのものにピントが合わせづらく、見えにくくなる「老眼」は、程度の差はあるものの、40歳を過ぎるとほとんどの人に現れる症状です。

ただし、老眼を軽く見て、手元が見えにくいにもかかわらず、その**ピントが合わない状態を我慢していると、眼精疲労からくる肩こり、頭痛などの身体症状をきたす原因**にもなります。

見たいものにピントを合わせることができるのは、「毛様体筋」という筋肉が伸縮して「水晶体」の厚みを変えているからです。しかし加齢によってピント調整がうまくできなくなっていきます。

その原因は2つ。ひとつは加齢による**水晶体の弾力性の低下**です。水晶体が硬くなり、厚みの調整がしにくくなります。もうひとつは**毛様体筋の衰え**により、水晶体の厚さを調整しにくくなることです。

こうした変化から、ピントを合わせるのに時間がかかったり、ピントが合わせられなくなったりするのです。はじめは薄暗いところで見えにくくなり、やがて徐々に明るい場所でも見えにくくなっていきます。

自分に合った老眼鏡は、ライフスタイルで選ぶ

老眼は医学的に治すことはできませんが、眼鏡やコンタクトレンズなど、矯正する方法はいろいろあります。ご自身のライフスタイルに合ったものを選びましょう。またその場合、眼科医で視力を測ってもらうことをおすすめします。

老眼になる年代では、目の病気も現れやすく、見えにくい原因が老眼だけではなく、他の病気の可能性もあります。それを確かめる意味でも、医療機関の受診はとても重要なことです。

老眼鏡のレンズには大きく分けて「単焦点レンズ」「多焦点レンズ」の2つがあります。単焦点レンズはピントが1か所に合わせてあるレンズ。近くにピントを合わせた近用眼鏡を使用するのが一般的で、細かなものを見る必要がある人に向いています。

多焦点レンズは近くと遠くにピントが合うようにつくられています。最も汎用なのが遠近両用の二重焦点レンズ。その他、近用から遠用へと段階的に変えてある累進多焦点レンズもあります。

最近は老眼用のコンタクトレンズも豊富な種類があり、矯正方法の選択肢は増えてきています。

おわりに

あなたの目は大丈夫でしたか？

片方の目ずつ、しっかりチェックしましたか？

右と左、2つある目は、片側だけで見ることはほとんどないため、どちらかが悪くなっていても気づかないことがあります。ましてや、目は急激に衰えるのではなく、少しずつ老化していきます。

気づいたときは、手遅れ。

そんな種類の目の病気もあるので注意しましょう。


本書で紹介したチェックシートやセルフ診断を使って、定期的に自分の目をチェックするように心がけてください。

そして、少しでも目の老化を感じたときは、行きつけの眼科医、もしくは最寄りの眼科医に相談するようにしましょう。

白内障や網膜裂孔・網膜剥離などなら、手術をすると元の視力を取り戻すことができるようになります。緑内障や加齢黄斑変性などなら、症状の進行を食い止めることができます。

元気で長生きするためには、動ける体を維持することも大切ですし、いつまでも元気な目を維持することも大切です。

40歳、遅くとも50歳を過ぎたら、目の老化は誰にもはじまります。

そして、そんな目の老化が進行し、視界が妨げられるようになると、生活の質が徐々に落ちていくことになります。

今までできていたことができない。

失明という最悪の事態になると、できることが格段に少なくなるでしょう。そうならないためにも、目のセルフチェックが大切なのです。

本書が、目の健康を考えるきっかけになれば幸いです。

そして、できれば目の定期的なチェックを習慣にしていただければと思います。

清水公也

1回1分~ 自宅でできる目の検査BOOK

見るだけで 目の病気が見つかる本

2020年9月24日　第1刷発行

●編集人　辺土名 悟

●編集　わかさ出版

●編集協力　洸川俊一　佐藤効省

●デザイン　表紙：下村成子（ヴィンセント）
本文：木村友彦

●イラスト　石玉サコ

●校正　東京出版サービスセンター　荒井よし子

●発行人　山本周嗣

●発行所　株式会社文響社
〒105-0001 東京都港区虎ノ門2-2-5
共同通信会館9階
https://bunkyosha.com

●印刷・製本　株式会社光邦

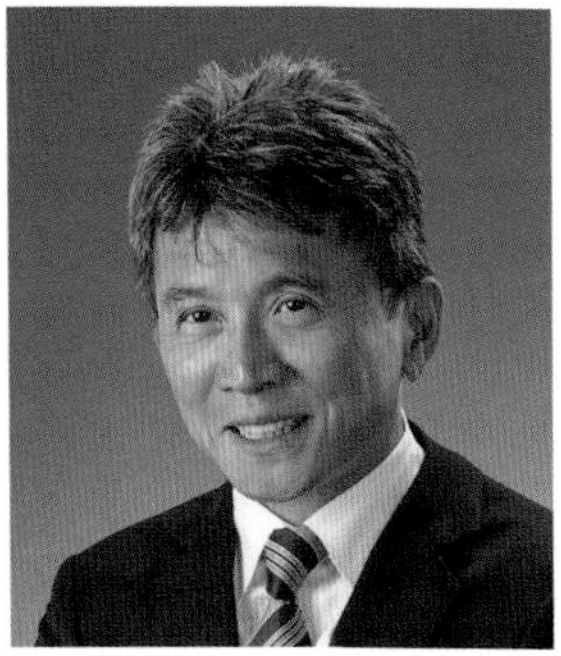

清水公也

国際医療福祉大学臨床医学研究センター教授
山王病院アイセンター・センター長

1976年、北里大学医学部卒業。卒業後、北里大学医学部眼科学教室入局。1978年、東京大学医学部眼科学教室、1985年、武蔵野赤十字病院眼科部長、1998年、北里大学医学部眼科学教室主任教授を経て、2016年から山王病院アイセンター・センター長、国際医療福祉大学臨床医学研究センター教授。医学博士。

北里大学名誉教授
日本眼科学会専門医／名誉会員
日本白内障屈折矯正手術学会名誉会員
日本眼科手術学会名誉会員
日本角膜学会名誉会員
アジア太平洋白内障・屈折手術学会(APACRS)理事
社会福祉法人ねむの木学園評議員
公益財団法人アイメイト協会理事

本書は、専門家の監修のもと安全性に配慮して紹介していますが、本書の内容を実践して万が一体調が悪化する場合は、すぐに中止して医師にご相談ください。また、疾患の状態には個人差があり、本書の内容がすべての人に当てはまるわけではないことをご承知おきのうえご覧ください。